U0066780

文經家庭文庫 179

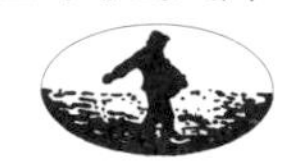

創造百歲奇蹟的

趴睡健康法

日野原重明 監修
川島綠・丸川征四郎◎著

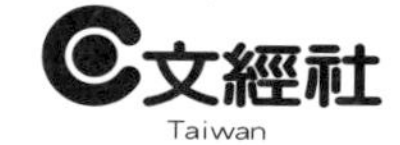

COSMAX
PUBLISHING Co.
Since 1981

前言◎

趴睡讓我健康百歲

我推動並實行伏臥療法，俗稱「趴睡」已有十餘年，日前，經由我的監修，終於推出了這本由專攻醫學的丸川征四郎教授、及專攻護理的川島綠教授，所共同撰寫的《創造百歲奇蹟的趴睡健康法》。

我與兩位教授，一直對攸關人類健康的睡眠姿勢及呼吸方法非常關注，自一九九九年十二月十一日以來，每年都會舉辦伏臥療法推動研討會，並在會中發表與這方面相關的病例，持續進行此一療法的相關臨床研究。

這些研究成果讓我們深刻體會到，將此療法付諸文字、出版問世是一件十分有意義的事。

人類雖是脊椎動物，卻不像動物採趴著睡的睡姿，而是仰睡。不過，很多法國人從呱呱墜地以來，直到成人就不再採臥姿了，都是採用趴睡。因此就算長期身染重病，甚至是年老體衰、久臥於床，也不會產生褥瘡或引發其他併發症。

對於患有呼吸道疾病、循環系統疾病、消化系統疾病、泌尿系統疾病及其他慢性疾病的患者，我建議睡覺時最好都能採用趴睡的姿勢。

以我為例，我年輕時曾罹患結核病，後來引發支氣管擴張的併發症，早上起來都會咳痰，晚上也睡得不好，本以為無法根治，後來卻因養成趴睡的習慣而痊癒了，實在是意想不到的驚喜。

對於想要嘗試趴睡的朋友，我建議可以使用羽絨或質地柔軟的枕頭。

直到現在，我都一直維持趴睡的習慣，不但每天精神飽滿，身體也越來越健康。

聖路加國際醫院名譽院長
日野原重明

目錄 CONTENTS

第1章 趴睡才符合自然法則

第2章 趴睡的療效——可改善打鼾、睡眠呼吸中止症、肺炎、腦中風……

第3章 來嘗試「趴睡」吧！

第4章 安全趴睡的Q&A ——這時該怎麼辦？

序章

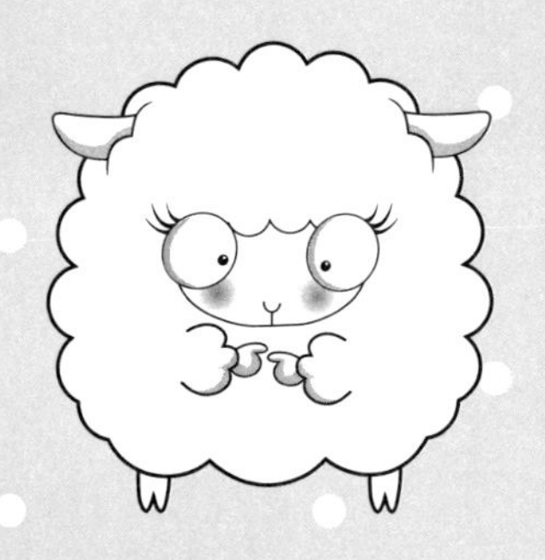

從「仰睡」到「趴睡」

◎丸川征四郎

一開始還以為是測量數值不正確……

我是從幾年前開始改採趴睡的姿勢，而且是由「仰睡」改為「趴睡」。

這個改變，緣於醫院加護病房裡發生的一件事，我記得當時是八〇年代末期。當時，加護病房裡有一位呼吸衰竭的重症病患，他血液裡的含氧濃度非常低，需要靠插管來進行人工呼吸。

然而，某天怪事發生了，在察看病人前一晚的血氧濃度時，我發現數據時高時低，很不穩定。當時，我以為是負責測量的年輕醫師出了問題，但接下來連續兩天都是如此，測出的數據還是很不穩定。後來醫院同仁一致認為：「這似乎不是測量失誤，或偶然發生的狀況。」

於是，我們檢測了各種測量的條件，意外地發現，病人在採取近乎趴睡的姿勢時，血液中的含氧濃度就會變高。

於是，我們立刻讓病人趴睡，再加以測量，沒想到他的血氧濃度迅速攀升至正常值；但病人一旦仰睡，血氧濃度又降了下來……，如此顯著的差異令我們訝異不已。這時，我們第一次察覺到，原來體內的血氧濃度，是會隨著姿勢不同而改變的。

如果體內的血氧濃度能夠提高，病人就能減少對人工呼吸器的依賴。使用人工呼吸器有一個很大的問題，就是使用時間越長，病人的肺臟機能就變得越差。

單靠趴睡就可以增加體內的氧氣濃度，讓肺臟接近健康的狀態，而且趴睡也不會產生像人工呼吸器那樣的副作用。

趴睡在醫學上稱為伏臥姿，我開始思考，說不定它可以成為一種治療法。有了這個想法後，我開始讓病人趴睡，把伏臥療法當做治療的一環。

結果，伏臥療法帶來了突破性的成效。

一個高中男生因細菌侵入肺臟導致呼吸困難、生命垂危，被送到加護病房來，開始採用伏臥療法的數日後，病情好轉，一週後便康復出院了。之後，不斷有呼吸衰竭的病患因採用伏臥療法，而復原出院。

於是，以教學醫院的加護病房為中心，伏臥療法開始受到注意，一下子就傳至全國各地。

為什麼趴睡的伏臥療法，可以治療呼吸衰竭呢？

呼吸衰竭的病患中，有些人會出現下側肺創傷（肺靠近背的那邊出現病變），一旦仰睡，肺臟靠近背的那一邊，就會被壓在身體底下，此時，唾液或鼻涕會沿著呼吸道進入肺部，病菌積結成塊狀的黏液，難以排出。但若改為趴睡，下側肺就成了身體最高的部位，黏液就很容易排出，肺的機能也會得到改善。

要讓呼吸衰竭的病患復原，首先就是要淨化呼吸道，讓血液中的含氧濃度提升。如此，肺部機能就能回復到健康的狀態。

仰睡的高風險：舌根下沉與打呼

事實上，即便是身體健康的人，也常因仰睡而招致一些不良的後果。相關的細節容後再述，在這裡我要先提出一點，就是「舌根下沉」。

所謂舌根下沉，就是在睡著後意識模糊時，舌根部份鬆弛的肌肉，因重力而滑至咽頭，進而阻塞住呼吸道的現象。

由於仰睡時，咽頭正好位在下方，舌根便容易隨著重力落至咽頭處，那裡正是連接喉頭、氣管與肺部的入口。咽頭因為舌根下沉而變得狹窄（因阻塞而變窄），進而引發呼吸困難的症狀。

當空氣勉強地通過變窄的咽頭，就會出現「打鼾」的情況，更嚴重時，呼吸道會完全被舌根阻塞而無法呼吸，這就是所謂的「睡眠呼吸中止症」。不論是哪種情況，都會造成體內含氧量減少。

反之，如果身體伏臥的話又會如何呢？這時，舌頭就會因重力而往牙齒的方向滑落。換言之，即使在意識不清醒的睡眠中，呼吸道也不會被阻塞，呼吸自然能保持順暢。

這是我在加護病房中，所觀察到的「趴睡」的驚人效果。

被診斷得了睡眠呼吸中止症

而我自己不再仰睡，改採趴睡，是為了預防舌根下沉造成的「睡眠呼吸中止症」。

之前，我常會在睡夢中發出巨大的鼾聲，「吵死了！是誰在打呼啊？」結果醒來發現是自己的鼾聲。

還曾經因呼吸困難，一口氣透不過來，而從夢中驚醒，妻子也不斷跟我說，「你剛才沒有呼吸。」

「事情嚴重了！」我開始覺得問題不容小覷，便到醫院去做檢查，結果發現是舌根下沉阻塞呼吸道，因而造成睡眠呼吸中止症。雖然還不算太嚴重，但醫生慎重地告訴我：「如果置之不理，可能會發生危險。」

於是，為了預防舌根下沉導致呼吸中止，我開始改成趴睡。

趴睡後醒來通體舒暢

一開始，我實在不習慣趴睡，但也只能忍耐，趴著還不到十分鐘，就覺得脖子痛、腳痛、腰痛……。但回頭想想，我自嬰兒時期起，長達半世紀以上都是仰睡，會不習慣也是理所當然的。由於已經習慣仰睡，因此趴睡對我的身體來說，是違反自然的。

「要將違反自然的事變成習慣，當然要花點時間。」想通這一點後，為了養成習慣，我便在睡覺時刻意採用趴睡。

但是，因為脖子僵硬，臉側一邊根本無法成眠，所以我平常都會伸長脖子，上下左右來回轉動，做體操柔軟頸部的肌肉。

當然，枕頭也必須用心挑選。趴睡要舒服，最重要就是枕頭或坐墊的輔助。

年輕時身體柔軟，可以向後彎曲，因此枕頭高低不成問題，身體很快就能適應枕頭的高度。但上了年紀後，就不是這麼回事了，不僅身體變得很僵硬，背脊還會像貓一樣微微弓起。如果背脊弓起，使用高的枕頭就會很痛苦，不但脖子和鎖骨會懸空，床和身體間也會產生空隙，讓人睡得很不舒服。

針對這個問題，我選擇使用較低的枕頭，並用可以折疊、調整高度的夏季涼被填滿身體和床舖間的空隙，讓身體不至懸空，甚至還準備了小枕頭撐著前額和下顎。連涼被在內，我一共用了大小三個枕頭。

像這樣，在輔助工具的協助下，我花了整整三個月才適應趴睡。之後，趴睡不再是痛苦的事，我現在反而習慣趴睡更甚於仰睡。

只不過，有時即使睡前採用趴睡，但睡著後，睡姿還是會不自覺地改變。於是，我養成起床後，查看身體哪個部位有皺紋的習慣。如果皺紋出現在背後，就表示仰睡居多，我前晚的趴睡計劃便算是失敗了。如果皺紋出現在側腹一帶，就是我趴睡成功的證明。

當皺紋出現在背後，也就是前晚睡姿是仰睡時，我隔天多半會身體酸痛、睏倦、狀況不佳。或許是仰睡時舌根下沉，阻塞了呼吸道的緣故，使我整晚打呼、呼吸困難，有時還會中途醒來。換言之，仰睡讓我根本無法熟睡。

反之，如果是趴睡的話，隔天醒來就覺得精神特別好。我不再因呼吸困難而中途驚醒，還能一覺到天亮。睡覺時不打呼，呼吸也不會再中斷了。

趴睡沒有副作用，每個人都適用，是十分簡單的養身法。尤其是睡覺時會打呼，或患有睡眠呼吸中止症的人，一定要試試看。

我想，您絕對可以實際感受到它所帶來的正面效果。

第1章

趴睡才符合自然法則

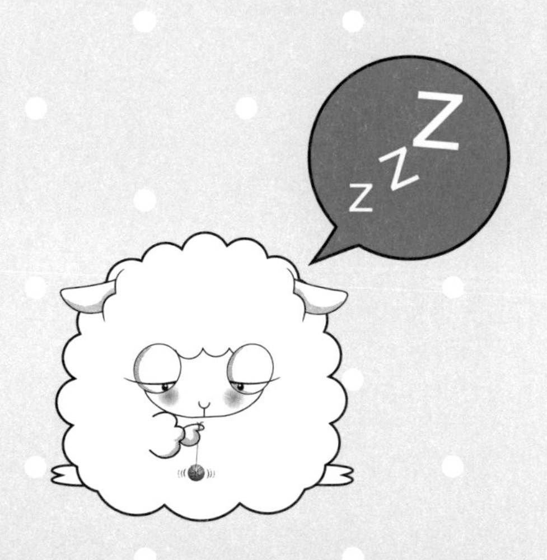

為什麼人類要面朝上仰睡？

「仰睡」是既定印象和文化的產物？

各位，你們通常都是怎麼睡的呢？

有人喜歡睡在床上，也有人「不打地鋪就睡不著」；有人堅持一定要用羽毛枕，當然也有人要抱著抱枕才能睡。

不管是睡眠時間長短，還是對寢具的喜好，都因人而異。那麼，睡姿又如何？

我想，不分男女老少，仰睡的人還是占了絕大多數，包括你我。鑽進被窩時，我們都很習慣面朝上看著天花板睡覺。

那問題來了，為什麼我們非仰睡不可？

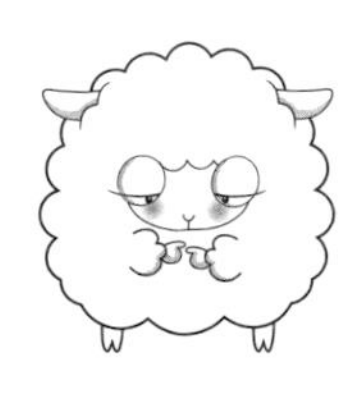

我想，沒有人能清楚地回答這個問題；事實上，我們也找不到「仰睡對人體比較有益」的證據。

除了毫無根據之外，還有許多人，明明在幼兒時期是喜歡趴睡的，卻因為不斷被矯正，結果都成了仰睡一族。

如果硬要找個理由，只能說是「既定印象和文化」造成的吧？

最根深蒂固的印象，就是「趴睡看起來很難受」。可實際做過之後，你會發現沒有那回事，是看的人以為臉貼著寢具會阻礙呼吸，才產生了這樣的誤解。

此外，還有「比起屁股露在外面，仰睡看起來美多了」的想法。這觀念不是今天才有的，只要看過古裝連續劇就知道，古人睡覺幾乎都是目視前方，採仰睡的姿勢。因為他們認為，規規矩矩地躺平才是有教養的睡相，這文化恐怕到今天都還延續著。

「仰睡比較好」的說法，完全沒有醫學根據

還有一個既定印象，就是「仰睡比較能夠休息」，這一點是連第一線的醫護人員

都如此認為。

如果你有住院的經驗就知道，不管是病患本身或其他人，都理所當然地認為在床上就應該仰睡。醫護人員也是，如果碰到失去意識的病人，便很自然地會讓他平躺。

特別是病情危急時，最注重「新鮮空氣、完全靜養及飲食」。這裡所謂的靜養，一般人都認為是讓病患躺著休息。譬如有人中風昏倒，不都會說「不要移動他」嗎？所謂的「不要移動」，就是讓他保持仰睡，直接送往醫院。

只是，為什麼仰睡就比較好呢？我想包括你我在內，沒有一個醫護人員能夠回答這個問題，即使在醫療現場它已被奉為常識及圭臬。

容我再強調一次，「仰睡比較好」的說法，在醫學上是毫無根據的。

由醫療・護理・看護界發起的伏臥療法

沒有根據也沒有理由，仰睡卻被全民遵守奉行。既然如此，為什麼趴睡就不行呢？說不定，趴睡反而對人體比較好。

人們對「仰睡」開始產生懷疑，是在一九九〇年前後的事。之後，趴睡被納入醫療照護的一環，進而演變成伏臥療法。

伏臥療法帶來了驚人的效果，因為採行這個姿勢，使得重症的呼吸衰竭患者恢復了健康，整天臥病在床的病患，其褥瘡也治好了。

一天二至三次，數十分鐘到一小時不等改為趴睡，連「無法下床的情況都漸有改善」——看護現場甚至傳來這樣的喜訊。

不僅日本如此。

同一時間，「趴睡」成為熱門的話題，世界各地紛紛傳來伏臥療法引發的種種療效。

臟器比較適合四肢著地狀態

「趴睡」旋風正在世界蔓延，究其原因，主要是它能防止仰睡的弊害，為人體帶來極大的好處。

狗、貓、獅子、大象……，幾乎所有動物都是白天四肢著地，晚上趴著睡覺。和這些動物一樣，人類並不適合仰睡，反倒是趴睡比較符合身體的構造。因為睡覺姿勢不當，導致身體產生了許多毛病及問題。

為了具體說明這個現象，就讓我從生物的演化史開始說起吧！

四肢著地已有五億年歷史，直立才五百萬年

人類理所當然地直立走路。可是，日常生活中，靠兩隻腳行走的生物卻是少之又

從四足爬行變成了兩足行走，導致脊骨位置產生變化。

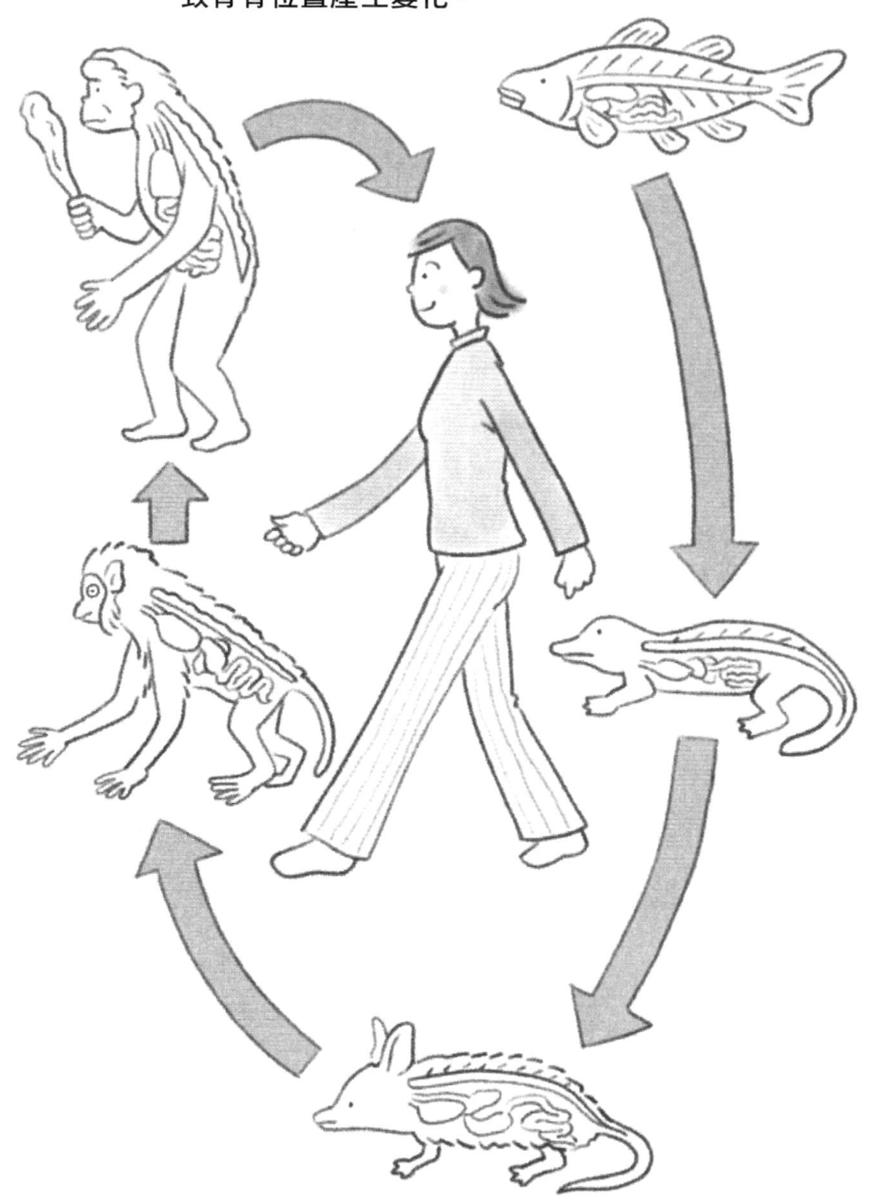

少，只有鳥類、猩猩及人類而已。

此外，回顧生物的歷史會發現，直立行走一直到最近才出現。黑猩猩學會用兩隻腳走路，不過是五百萬年前的事。

生物的歷史在那之前，還有一段十分漫長的歲月。

人類屬於脊椎動物，脊椎動物始於五億年前的魚類，從魚類進化到兩棲類則在三、四億年前。之後，兩棲類進化成為爬蟲類，爬蟲類再進化成哺乳類。

這期間，生物有個共通點，那就是牠們的脊骨都是跟大地（或海）平行的，呈背頂天、腹貼地的姿態。

脊骨的位置改變了，始於人類和猴子共同的祖先——原猿類。

腰往下沉，半蹲著前進的原猿類誕生於六千萬年前。有史以來，從斜上方的頭部到斜下方的尾巴，脊骨第一次呈傾斜的狀態，不再與大地平行。然而，即使脊骨傾斜了，背頂著天、腹貼著地的位置關係依舊沒有改變。

而就在五百萬年前，黑猩猩開始用兩條腿走路，採直立的姿勢。如此一來，脊骨幾乎與大地垂直，導致背部和腹部一改上下的位置關係，變成前後。換句話說，相較於脊骨垂直、腹背呈前後位置的狀態，脊椎動物有長達一百倍的時間，是背頂天、腹貼地地生活著。

生物會讓自己的身體，朝最能適應環境的方向演化。因此，臟器在四肢著地的情況下，其工作效率是最高的。

直立造成人體很大的負擔

因此，身為脊椎動物的人類也不例外，其身體構造其實比較適合四足爬行的狀態。

只是，若四肢著地，雙手就無法自由運用了。

就內臟的結構而言，脊椎動物最適合四肢著地的姿勢，但為了運用雙手，只好改成兩足站立，骨盤也隨著逐漸變化，最終可以完全直立。此外，由四肢著地改為直立，臉部也必須改變位置，為了看清前方，脖子不得不向前傾，進而演變成人類現在的姿勢。

從四足進化為兩足，手變得可以靈活運用了，卻對人體造成很大的負擔。

首先，原本由四肢支撐的頭和身體，變成只靠兩隻腳和脊骨支撐，不但脊骨和腰的負擔加重了，血液循環也變差，容易造成靜脈阻塞。結果，腰痛、疝氣、痔瘡、脫腸等毛病就產生了。最近引發話題的深度靜脈血栓，也就是所謂的「經濟艙症候群」，便是因為腳部靜脈血管栓塞、循環變差所引起，是直立的人類特有的疾病。此外，因為靠腳掌支持全身的重量，人類也很容易得到扁平足。

同樣的，直立之後，臟器的負擔也加重了，比如排泄器官。

您可能不知道，男性在身體直立的情況下，膀胱位置會比排尿器官還要低一些。如果保持四足爬行的姿勢，尿液會從膀胱順著尿道流出去，但直立時，尿液卻會積存在膀胱底部，這就是高齡者頻尿的原因，加上殘留在膀胱的尿液容易滋生細菌，因此經常引發膀胱炎等疾病。

同樣的，位於左上方的腸子構造，原本也是為了四肢著地時排便順暢而形成的，因此身體直立後，大便動不動就會卡在腸道裡。

直立的姿勢，也讓食道及呼吸道變得容易發生問題。

因為直立行走，人類罹患了各種疾病。

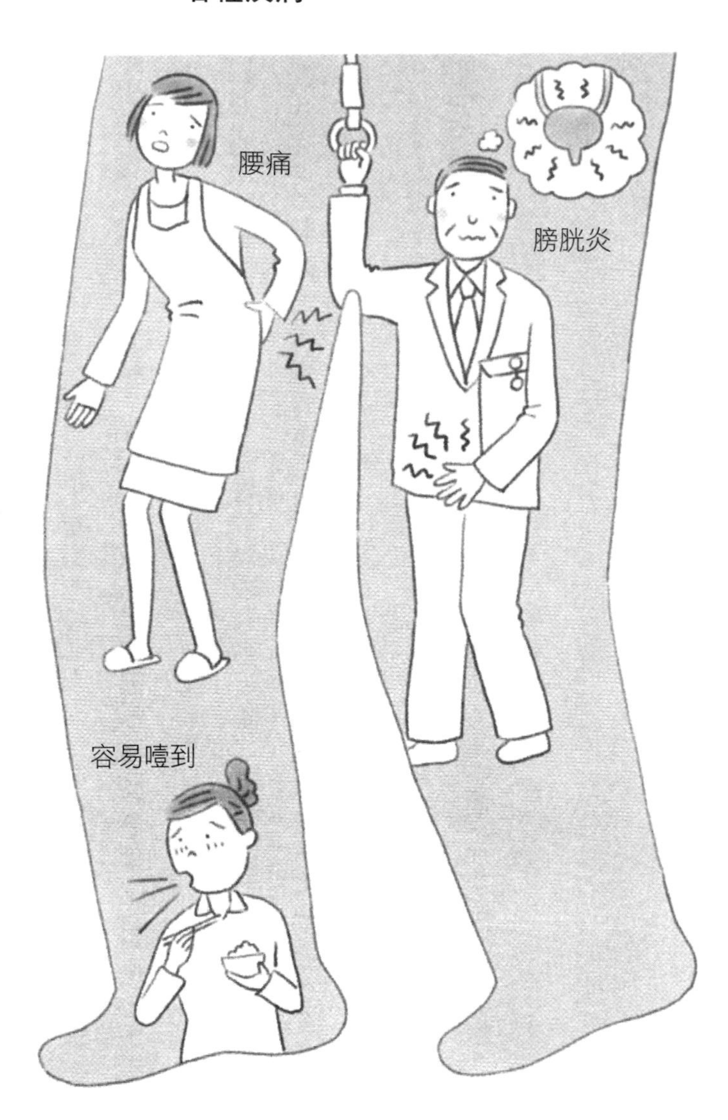

鼻腔、口腔、喉頭，都是透過咽頭這個空間連接在一起。空氣也好、食物也罷，到咽頭為止，進入人體的路徑都是相同的，直到咽頭盡處的喉頭，才分成氣管和食道。當我們吞嚥或進食時，位於舌根的喉頭蓋，一感應到有食物或唾液等非空氣的異物進入，便會反射性地堵住氣管入口，防止異物掉入。

四足爬行的生物，從鼻腔、口腔到喉頭腔都是直通的，但人類為了站起來，直視前方，硬是讓這根管子轉了九〇度。於是，阻塞呼吸道的舌根下沉現象，就由此而發生。

仰睡會壓迫背部血管

此外，睡姿也因為進化到兩足行走而改變。

狗或貓等四足爬行的動物，因為骨盆構造的關係，背、腰到腳都不可能整個放平。別說站立，就連四腳朝天久一點，對牠們來說都很吃力。

相反地，像人類或大猩猩等兩足行走的動物，由於骨盆已經變形了，因此不論是直立或長時間仰睡，都難不倒他們。更何況人類和大猩猩的背又寬又平，仰睡會讓身體更穩定。

於是，隨著身體的直立，人類開始有辦法仰睡。只是這麼一來，又引發出新的問題。

比方說血液循環。像通往心臟的大血管，就正好經過脊骨前面，仰睡時，內臟因重力向後擠，壓迫到大血管，便導致血液循環不良。若是趴睡，內臟就會位在脊骨下方，不會壓迫到血管，血液就能流得很順暢。

骨骼變化使仰睡風險大增

仰睡時呼吸無法順暢

從四足爬行進化到兩足行走，對內臟機能造成了負擔，而仰睡更使得血液循環變差。

或許你會說，就算仰睡對身體造成了負擔，但也不至於引起什麼大問題吧？

雖說行走方式改變，並未使內臟機能隨著改變，但骨骼卻產生了極大變化。首先是骨盆，骨盆的變化，讓人類有辦法直立，甚至是仰睡。

其次是臉骨的變化。

這個變化，是導致仰睡發生最大問題的主因。

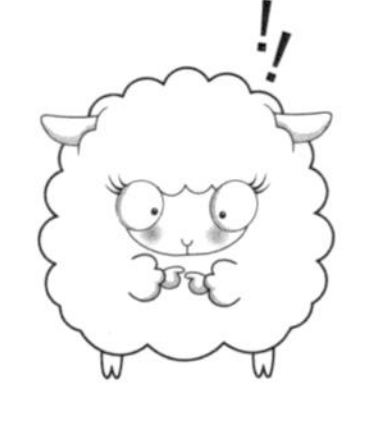

懂得使用語言的人類，腦部非常發達，頭骨也隨之越長越大。若是四肢爬行時代的頸部構造，根本無法支撐如此壯碩的腦袋，也因此，才會形成鼻腔、口腔到喉頭腔呈九〇度彎曲，也就是今日頸部構造的樣貌。

腦袋變大了，顏面骨的結構前後縮短了，結果就是咽頭變得又細又長。細長的咽頭，除了與脊椎相接的後壁之外，全都由軟骨構成。只要一平躺，具有重量的舌頭，便很容易因重力掉入咽頭腔。

平常，我們會無意識地保持舌根上抬，加上咽頭腔會隨著呼吸，使肌肉收縮而張開，因此呼吸道不會受到阻塞。問題是當我們睡著後，肌肉會放鬆，咽頭腔也會跟著變窄，這時若又選擇仰睡，舌根就會因重力掉入咽頭腔。

這種舌根下沉的現象，就是仰睡給人類帶來的最大風險。

因舌根下沉使得咽頭腔變窄，就會造成「打鼾」；當咽頭腔整個被堵住，就會引發「睡眠呼吸中止」，這兩者都會造成睡眠的呼吸問題。

比起方臉，長成尖臉更容易

因為臉骨改變，使人類的舌根變得容易下沉，而近年來，睡眠呼吸中止症更有增加的趨勢。

舌根下沉所導致的鼾聲大作和睡眠呼吸中止症，一般認為比較容易發生在肥胖者身上。胖的人因為咽頭脂肪較厚，呼吸道變窄，導致舌頭容易堵住。因此，以前大家都認為睡眠呼吸中止症，好發於胖子很多的歐美，日本則比較少。

然而，最近卻發現日本得到睡眠呼吸中止症的人變多了，原因就出在顏面骨構造及飲食習慣的變化。

顏面骨構造因人種而異，歐美人頭長臉短，構造像是立方體，日本人則比較像是縱深的長方體。從側面看過去，歐美人的臉接近正方形，日本人的臉則是上下長、前後扁的長方形。因此，日本人的呼吸道狹窄，容易因舌根下沉而發生阻塞。

上越教育大學的佐藤誠醫學博士，特別舉腮幫子不外擴、臉鼻都較窄的彌生人，來說明問題所在。

一般認為，日本人的祖先是來自南方及北方的黃種人；南方黃種人創造了繩文文化，北方黃種人則創造了彌生文化（註）。因此，在日本長得像繩文人或彌生人的各有人在。

繩文人的特色，是頭蓋骨結構近似歐美人，臉型則為腮幫子外擴的國字臉，彌生人則是下巴尖細的長臉。因此，下巴小、擁有彌生臉型的人，天生呼吸道就比較窄。

再加上，現代人的飲食習慣有了很大的轉變。

以前的人經常啃硬的食物，因此下顎發達，臉部肌肉也很有力。當骨頭、肌肉發達，顴骨便向外突出，臉的幅度變寬，咽頭腔也跟著變寬。因此，即使天生是彌生型尖臉，只要不過度肥胖，讓呼吸道長出贅肉，要罹患睡眠呼吸中止症其實也不容易。

只是，現代人吃的東西以軟的居多，不需細嚼就可以吞下肚。於是，負責咀嚼的

（註）繩文人和彌生人，都屬日本大和民族起源的一支。繩文時代約在一萬兩千年前，由南方系的古蒙古利亞種人，北遷後創造了日本的舊石器文化；彌生人則是中國北方的新蒙古利亞種人，為了逃避冰河期南丁到朝鮮，在西元前三百年前左右南遷至日本。

各種原因使骨骼產生了變化，致使仰臥時很容易發生舌根下沉的現象。

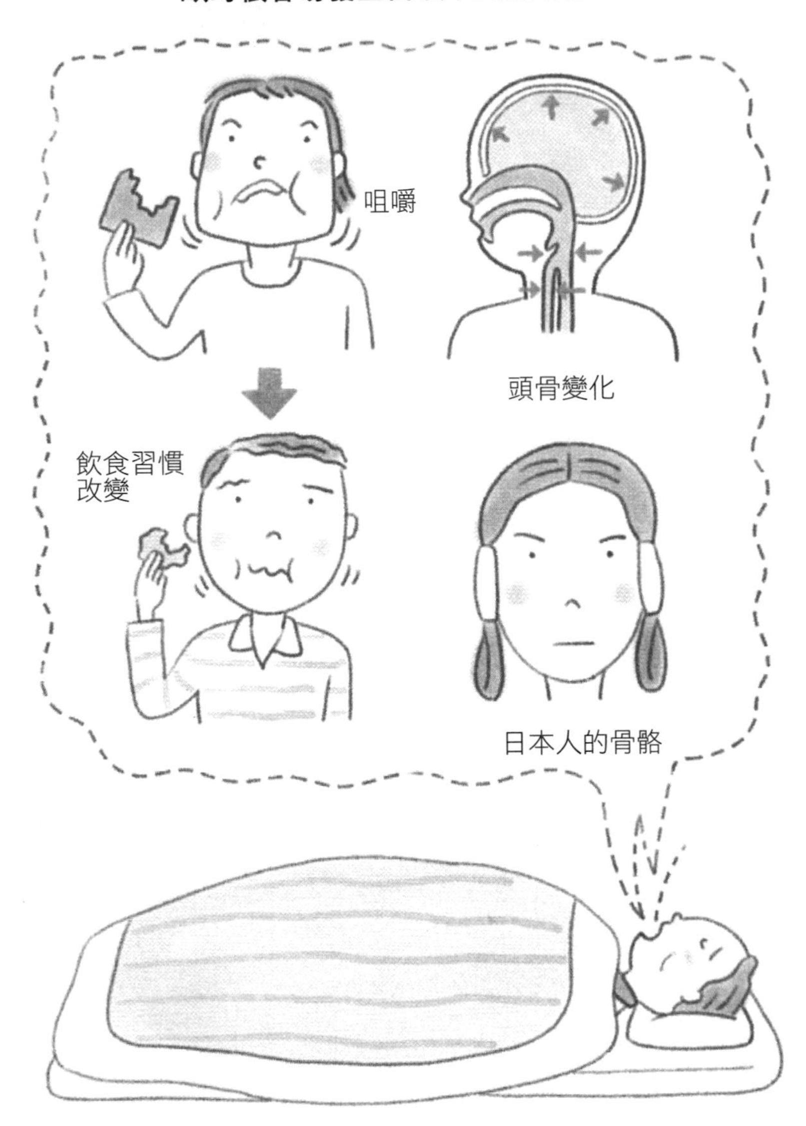

肌肉不會被鍛鍊到，下顎骨和顴骨自然也就不發達。這現象造成現代人的下巴越來越尖，咽頭腔也跟著變窄。

換句話說，從四足爬行進化到直立行走，人類臉骨形狀有了根本的改變。先天形狀的變化，加上飲食習慣的改變，讓人類的下巴縮小了，導致仰睡時容易發生舌根下沉的現象。

關於「趴睡」的真假傳言

體內缺氧、血液濃稠、病菌侵入肺部、無法熟睡……，因為仰睡，我們承擔了很大的風險。要降低這些風險，最好的方法就是趴睡。

然而，認為「趴睡很可怕」的人似乎不在少數。

「看起來很難受」、「可能導致猝死」，許多人可以言之鑿鑿地告訴你趴睡的各種壞處。

他們說的是真的嗎？

在說明仰睡的風險和趴睡的好處之前，我們先來檢視「趴睡是否真的會帶來危險」吧！

嬰兒趴睡是導致猝死的原因？

嬰兒趴睡曾被認為是導致猝死的原因，然而，猝死的原因始終是個謎，也沒有醫學數據可以確定兩者的關聯性。雖然一般人的觀念認為「趴睡比仰睡危險」，但趴睡時嬰兒睡得比較好也是事實。

嬰兒應該趴睡還是仰睡？跟大人一樣，這被認為是習慣的問題，況且嬰兒也不會因為趴睡而無法呼吸。

然而，美國有數據指出：「只要改掉趴睡的習慣，就可以減少嬰兒猝死發生的機率。」這也是事實。問題不在於趴睡，而在趴睡時有沒有大人在旁看顧。

趴睡時翻個身，臉就被枕頭悶住——大人也好、小孩也罷，都會碰到類似的情況。大人一旦感到不舒服，就會不自覺地轉動脖子，讓臉離開枕頭；但嬰幼兒頸部肌肉不發達，即使感到「難受、呼吸困難」，他們也沒能力轉開臉部。

此外，頭大身體小的嬰幼兒，其呼吸道較細也是造成猝死的原因之一。成人呼吸道的直徑約〇・八至一公分，嬰幼兒卻只有〇・四至〇・五公分。呼吸道細，本來就

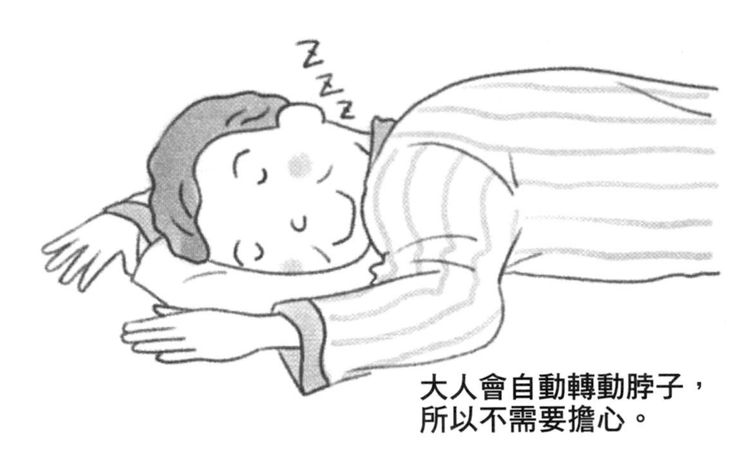
ZZZ
大人會自動轉動脖子，
所以不需要擔心。

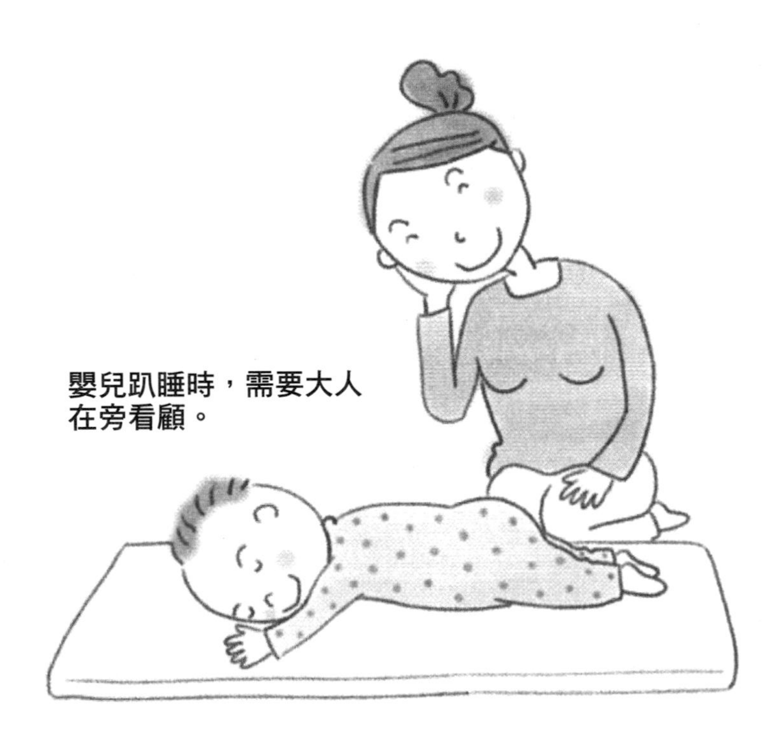
嬰兒趴睡時，需要大人
在旁看顧。

比較容易堵塞，再加上無法任意轉動脖子，一旦讓寢具擋住口鼻，馬上就會有窒息的危險。

如果要讓嬰幼兒趴睡，最好讓他睡在像是燙衣板的硬床上，然後盡量把枕頭、絨毛玩具、椅墊等柔軟物移開。大人要隨時注意他的臉是否被寢具蒙住、避免完全朝下，如此就應該沒問題了。

趴睡會讓人無法呼吸，引發窒息的危機？

就算臉被埋在寢具裡，但成人能調整姿勢，所以只要呼吸困難，就會把臉部轉開，讓口、鼻呼吸通暢，絕不會有因為睡得太熟，即使快悶死了也沒感覺這種事。健康的人不會因為趴睡而窒息，這點儘管放心。

但如果是昏迷不醒、或臥病在床的成人就不一定了，由於他們無法自行轉動頸部，讓臉脫離阻塞物，可能會有窒息的危險。因此，要讓他們趴睡之前，請先跟專業的醫生商量。

如果趴睡，隔天早上起來會全身痠痛？

習慣仰睡的人，會覺得平躺是最舒服的睡姿；一旦改成趴睡，就會運動到至今不曾用過的頸部肌肉，難免有人會覺得不舒服。

但是，這只是習慣的問題。趴睡能降低仰睡的風險，對身體十分有益，如果可以，我還是建議趴睡。一旦習慣趴睡後，反而會覺得仰睡不好睡了。

此外，如果您因為趴睡而全身痠痛的話，可能是您趴的姿勢不對。

在第3章中，我針對如何成功趴睡，整理了一些小秘訣。請放輕鬆，找出適合自己的趴睡方法吧！

第2章

趴睡的療效

——可改善打鼾、睡眠呼吸中止症、肺炎、腦中風……

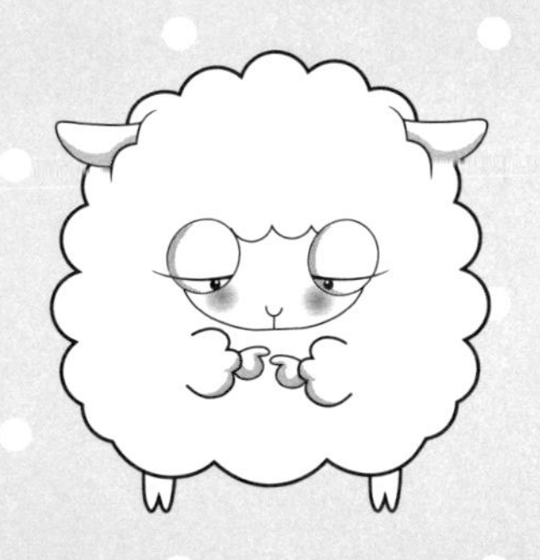

預防打鼾和睡眠呼吸中止症

百分之三至四的成年男性，患有睡眠呼吸中止症

睡覺睡到一半，呼吸停止長達十秒以上，接著發出堵塞般的鼾聲，才又開始呼吸。

「睡眠呼吸中止症」，是在睡眠中不斷重複無呼吸狀態和打鼾的一種疾病。它又分為：因中樞神經呼吸驅動力下降，導致胸腹運動減少的「中樞型」；和因為呼吸道阻塞，而無法呼吸的「阻塞型」。

絕大多數的患者都屬於後者，一般認為，最大的原因就在於「舌根下沉」。

就像我在第1章說過的，所謂的「舌根下沉」，就是舌頭根部掉進喉嚨（咽頭腔

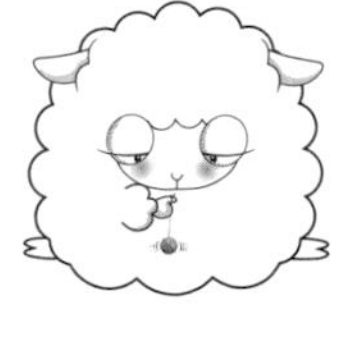

）的現象。平常，我們會不自覺地將舌頭往上抬，但睡著後意識模糊，肌肉便自然放鬆，一旦仰睡，舌頭就會因重力掉至咽頭腔。

舌頭掉入咽頭腔，便會堵住呼吸道，導致呼吸困難。在咽頭變窄的情況下，每當氣流奮力通過，呼吸道的內壁就會振動，然後就造成所謂的打鼾。

此外，有時舌根甚至會完全堵住咽頭腔，如此一來，就沒辦法呼吸，因而造成短暫的呼吸停止，「睡眠呼吸中止症」的病名由此而來。

據統計，日本有百分之三至四的成年男性，患有睡眠呼吸中止症，幾乎跟糖尿病的發病率一樣高。此外，和糖尿病一樣不在統計數字內，卻極可能發病的人更不在少數。

在此，我們把容易得此疾病的類型特徵整理一下：

①受限於天生顏面骨骼，咽頭腔本來就比較窄的人

②隨著年齡增加，舌頭越來越鬆弛無力的人

③肥胖的男性

④因為飲食習慣改變，下顎不發達的人

比方說，肥胖會導致咽頭腔周圍長出一圈肥肉，使呼吸道變窄。若是瘦子，就算舌根掉到咽頭腔裡，頂多就是縮小一公分，並不會影響呼吸；但對於咽頭腔早因肥肉而變窄的胖子來說，一公分可是攸關性命的大事。只要舌頭稍稍往下掉，咽頭腔就會完全被堵住，使睡眠呼吸中止症的情況更加惡化。

由於有越來越多人同時具備上述特徵，因仰睡所引發的「阻塞型睡眠呼吸中止症」，便有日益增加的趨勢。

睡眠品質不佳，將引發許多問題……

當一個人得到睡眠呼吸中止症，會令旁人看得心驚膽戰，擔心他「會不會就這樣窒息而死」，但由於睡著的人毫無自覺，使得症狀很難改善，也因此這個疾病才如此棘手。

只是，就算本人沒有自覺，睡眠呼吸中止症還是會對身體造成很大的影響，大家必須多加注意。

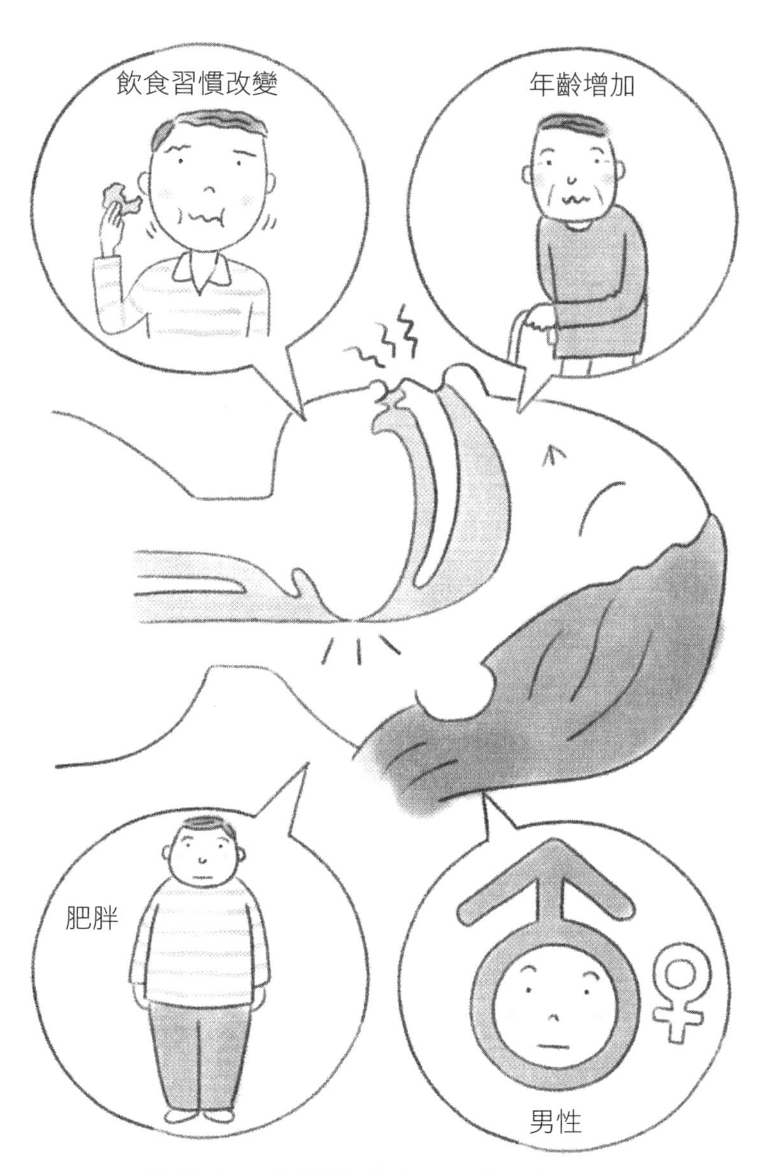

請注意！你睡著時是不是會打鼾？

影響之一，就是睡眠品質的低落。

好的睡眠，重質不重量。健康成人的睡眠，是從淺層慢慢進入深層（NREM），之後，即使身體睡得很熟，腦還是會回到淺層的REM睡眠。從淺層到深層再到淺層，一個週期大約是九〇到一二〇分鐘，在七小時左右的睡眠時間裡，如此循環個四、五遍後，人自然就醒了。

說個題外話，這七小時左右的睡眠時間，是針對一般成人而說的。隨著年紀增長，睡眠週期會變短，最後可能睡個兩、三小時就醒了，這就是為什麼我們經常聽到老人家說「天一亮就醒來，然後再也睡不著」的原因。

高齡者的睡眠週期與所需睡眠只要兩、三小時，一大早醒來並不代表有失眠的問題。強迫自己多睡、或服用安眠藥，反而會造成大腦和身體的負擔。如果真的想睡，就利用中午稍微補個眠即可。請記住，睡眠時間是會隨年齡改變的。

話說成人所需的睡眠時間約七小時，高齡者約兩、三小時，而破壞這個循環，使它無法順利運作下去的兇手，正是舌根下沉引起的「睡眠呼吸中止症」。

呼吸中止會造成身體缺氧，此時呼吸中樞便會對大腦下達指令：「醒來、快醒來！再不醒來會有生命危險！」於是，大腦醒了，舌頭肌肉收緊，舌頭往前深，呼吸恢復了順暢。

也因此，睡眠呼吸中止並不會真的引發窒息，且因為缺氧的時間通常都很短，還不至於造成腦細胞壞死或身體的傷害。

只是，先別談什麼深、淺層睡眠，一整晚不斷重複「睡著→舌根下沉→醒來→舌頭往前伸→睡著」的情況，會睡得好才怪。

對人類而言，睡眠是為了儲備明天的活力，也是身體獲得休息的重要時間。嗜睡、頭痛、活動力下降、注意力不集中、焦慮不安……，睡眠品質不佳帶來的弊害無法估計。事實證明，睡眠呼吸中止症，很可能是誘發交通事故的主要原因，變成了嚴重的社會問題。

睡眠呼吸中止也是引發高血壓、腦中風、心律不整的誘因

睡眠呼吸中止所引發的弊害，不光只是睡眠品質不佳而已。

睡眠呼吸中止症可能會讓你……

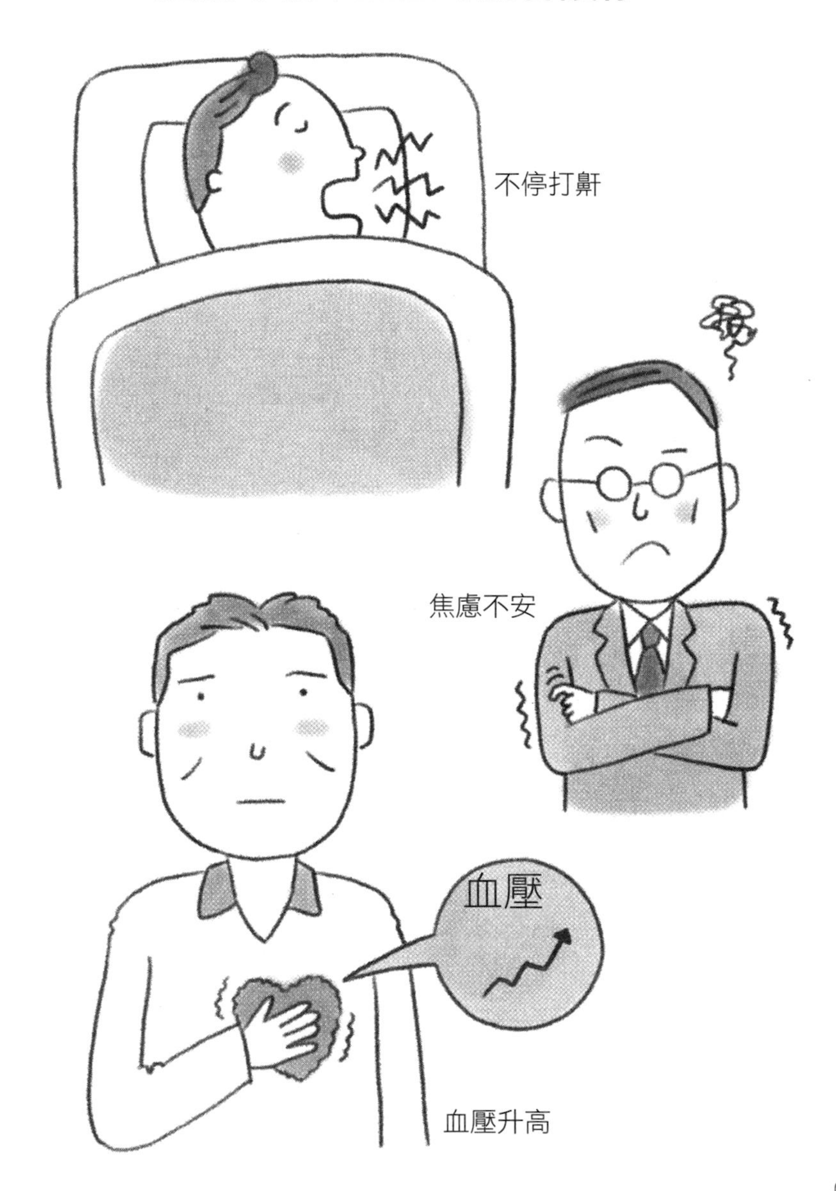

我們的身體在活動時，以交感神經占優勢，睡眠時則以副交感神經占優勢；當副交感神經比較活躍的時候，血壓會下降，脈搏會變慢。

然而，睡眠呼吸中止症會讓人無法熟睡，使得交感神經在睡眠中依舊非常興奮，結果一整天下來血壓都很高，這正是引發猝死（腦中風、心律不整等）的誘因。

再者，打鼾或睡眠呼吸中止亦為夫妻感情之大敵，受不了對方的鼾聲而分房睡，導致夫妻關係有名無實……，因為鼾聲而離婚的人亦不在少數。

趴睡可以讓身心靈都放鬆

打鼾和睡眠呼吸中止症，會造成身心的困擾，而最有效的預防方法就是趴睡。

趴睡時臉朝下，在重力的作用下，舌頭會往前伸；舌根不下沉，咽頭腔就不會變窄，也就不會打鼾。咽頭不被舌頭堵住，自然就和睡眠呼吸中止症無緣。

若在睡眠中常覺得喘不過氣，或早上搭電車時都會睡著，一整天昏昏沉沉，就要懷疑自己是否得了睡眠呼吸中止症。

這時，請試著趴睡看看。

趴睡會讓舌根離開咽頭腔，預防打鼾和睡眠呼吸中止症。如此，呼吸中樞便不會在半夜硬被大腦叫醒，可以一覺到天亮，就算醒了也神清氣爽，不會一整天都很疲倦。此外，好好地睡一覺，亦可消除白天的壓力和疲勞，更不需擔心睡眠時呼吸中止引發猝死。

趴睡可以讓我們熟睡、徹底放鬆，是最佳的睡姿。

此外，即使短短十分鐘的午睡，還是有人會舌根下沉，因此趴睡亦適合用來午睡。

如果平常就有睡不著、半夜醒來等問題，請立刻嘗試趴睡；如果白天感到疲倦、注意力不集中或焦躁不安，也可以試著在午休時趴睡一下，保證身心靈都能獲得放鬆。

檢查是否患有睡眠呼吸中止症

不過要提醒大家的是，造成打鼾或睡眠呼吸中止的原因，不全然是舌根下沉，也可能是身體哪裡出了問題。不放心的人，除了把睡姿改為趴睡外，也請順便到醫院做更詳細的檢查。

此外，如果你懷疑自己或家人可能患有「睡眠呼吸中止症」，不妨測量一下脈搏。當血中氧氣不足，脈拍會亂，脈拍紊亂是很容易察覺的警訊。

目前，各地都有針對睡眠呼吸中止症，進行診斷和治療的醫療院所。因為它是睡眠中缺氧所造成的疾病，有些地方甚至會借你測量血氧濃度的機器，有需要請向專業的醫生查詢。

改善血液循環，預防腦中風

阻塞喉嚨、使呼吸無法順暢的舌根下沉，不僅會讓睡眠品質下降，更是造成血液循環變差的元凶。

氧氣不足使血液黏稠

一旦舌根下沉，阻塞住呼吸道，氧氣就無法進入肺裡；血液中的含氧濃度變少，氧氣就到達不了體內各角落。

身體一旦察覺到這種狀況，便會自動增加運送氧氣的紅血球數目，以補足不夠的氧氣。

紅血球在「重量不重質」的情形下爆增，血液就會變濃稠（也就是血球容積計

Hematocrit，血液中紅血球所佔比例增加）。如果體內水分足夠，血液還可以順暢流動，問題是，當缺氧造成紅血球增加、血液濃度變高，體內水分卻又減少，就會形成血液黏稠的狀況。

這麼一來，血液循環就會變差，容易形成血栓。一旦血栓堵塞心臟血管，就成了心肌梗塞；堵住腦血管，就成了腦中風。

況且，睡眠中最容易發生水分不足的情況。人體一個晚上會流失掉不少水分，但因為處在睡眠狀態，無法即時補充，使身體陷入極度乾渴的情況。所以，為什麼中風容易發生在早上剛起床時，原因就在此。由於睡眠呼吸中止，使紅血球數目增加，再加上睡著時體內水分大量流失，兩相作用之下，血液自然變得黏稠。

此外，長期處在缺氧的狀態下，也會對身體造成疲勞、老化等極度不良的影響。為了彌補血氧濃度不足的問題，心臟、肺和橫膈膜得拼命把血輸送出去，對它們而言亦是很大的負擔。

血液黏稠引發循環不良，缺氧現象又增加身體負擔，最後就成為心肌梗塞・腦中風的誘因。

要解決這些問題，最簡單又有效的方法，就是趴睡。

只要趴睡，舌根就不會下沉，可確保呼吸順暢；血液中氧氣充足，紅血球就不會增加，也就不會出現血液黏稠的問題了。

「趴睡」亦可改善血液循環不良

趴睡不只對身體缺氧的情形有幫助，更可改善因壓迫而引發的血液循環不良。

說到底，人體構造原本就是適合四足爬行的——最好的證明，就是脊骨前方、也就是人體背部有一條通往心臟的大血管。

然而，仰睡會讓沉重的內臟全往後擠，壓迫到脊骨前的血管，也阻礙了血液回流心臟的速度，導致血液循環惡化。

癱瘓病人的肛門周圍容易出現潰瘍，就是長期仰睡造成循環不佳，再加上大、小腸的壓迫，使腸道血管循環也受到影響，讓血流容易阻滯的肛門產生鬱血現象，最後形成潰瘍。

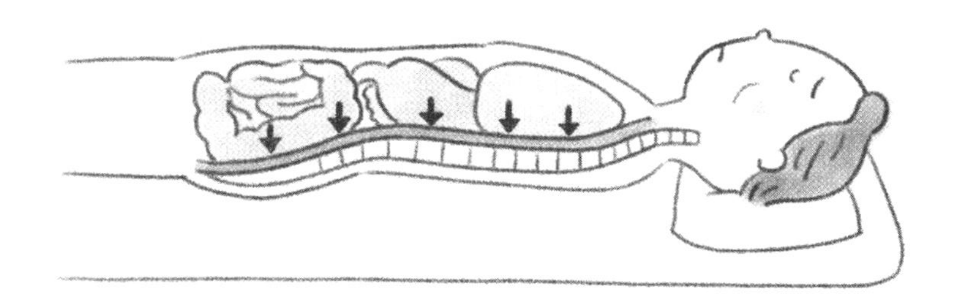

仰睡可能會壓迫到血管，使血液變黏稠……

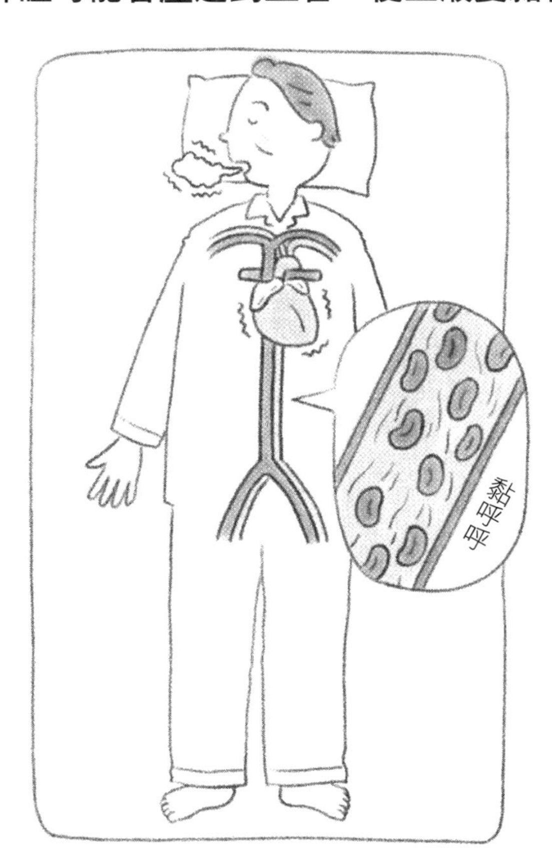

這時，趴睡就帶來很大的幫助。

若是趴睡，內臟的重量不會壓在血管上，血液就能流得很順暢。長期臥床的人改為趴睡，不但血液循環會變好，肛門周圍的潰瘍也可能治癒。

像「老人家等新陳代謝不好的人適合側睡」這個說法，就是習慣了仰睡的人類，為了不壓迫到血管而思考出來的變通方法。

年輕健康的人血流強而有力，就算受到壓迫也不會堵住，即使血液循環變差，也不會得到潰瘍。

然而，隨著年齡增長，再健康的人血管還是會變細、變硬，到時就難保仰睡不會影響到整個血液循環。所以，最好可以改成不會壓迫到血管的趴睡。

預防疲勞和體力衰退

和舌根下沉一樣，「誤嗆」亦是仰睡所引發的另一個嚴重問題。「誤嗆」指的是食物或異物，誤入本該只有空氣進入的氣管，一旦細菌隨著誤入氣管的異物進入肺部，便會引發吸入性肺炎（aspiration pneumonia）。

五〇歲以上屬高危險群，六〇歲則百分之百會引發誤嗆

喉頭位在喉嚨深處的咽頭下方，食道和氣管在此分成兩條路線；當食物等異物通過，喉頭上方的軟骨，也就是喉頭蓋，會反射性地將氣管入口堵住，不讓異物進入。

但是，這種喉頭蓋的自然反應，在意識模糊的睡眠中會變遲鈍。

我們的口腔裡，隨時都存在著跟空氣一起進入的灰塵、雜菌，還有食物殘渣、來自蛀牙的細菌等，這些東西會大量繁殖，混在唾液裡面。此外，混著細菌的胃液也可

能經由食道逆流而上，跑到嘴巴裡。

當我們仰睡時，口裡的唾液或胃液，就排不出去也吞不下去。雜菌和胃液滯留在口中，加上喉頭蓋的功能未徹底發揮，便非常容易引起誤嗆。

再者，隨著年齡增長，喉頭蓋的反應會日漸遲鈍。五〇歲開始，便很容易在睡眠中引發誤嗆；而一旦超過六〇歲，引起誤嗆的機率就是百分之百了。

不斷得到輕度肺炎，身體無形中越來越衰弱

誤嗆，是引發「吸入性肺炎」的元兇。

當唾液或胃液誤嗆入肺裡，這些帶有細菌的分泌物，就會讓我們不知不覺中重覆感染輕度支氣管炎或肺炎。

若身體必須持續與支氣管炎或肺炎戰鬥，很快就會精疲力竭。於是，我們會覺得倦怠、沒有體力、容易感冒、病老是醫不好、提早老化……。身體變虛弱後，肺炎會更嚴重，其他不同的病症也會紛紛找上門來。

藉由趴睡，把體內的細菌排出去

你是否曾經在起床時，發現枕頭上出現黃色的污漬？看到這些污漬，一般人都會覺得「好髒哦」或「自己是不是生病了」。其實，黃色污漬代表我們把摻有鼻涕或胃液的口水排出去，並不是什麼壞事。

要預防吸入性肺炎，最好的方法，就是讓骯髒的唾液和鼻涕排出體外；而最利於排出唾液的姿勢，就是趴睡。

當我們趴著睡的時候，唾液自然會從嘴巴流出去，包括從食道逆流回口中的胃液。

趴睡，會讓孳生細菌的唾液及胃液得以排出體外，如此一來，不管是誤嗆還是吸入性肺炎，都可以事先避免了。

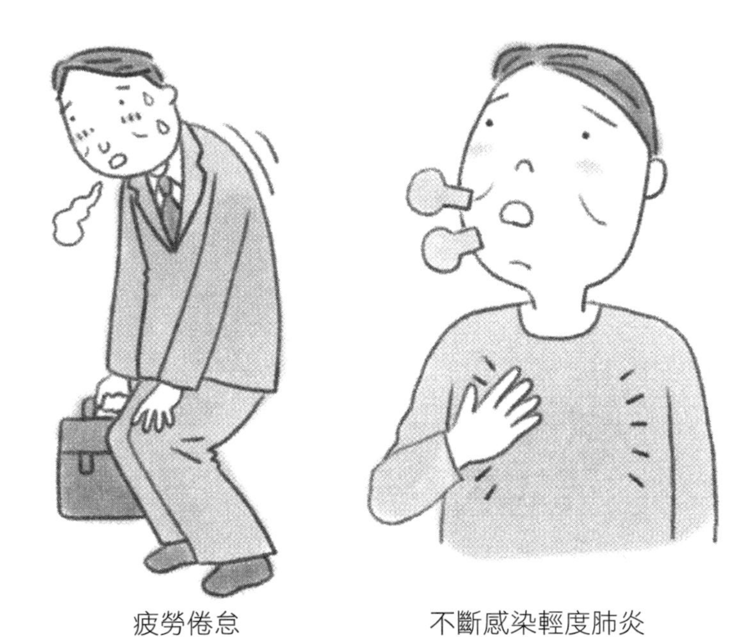

疲勞倦怠　　　　不斷感染輕度肺炎

讓體內的細菌隨著口水排出去！

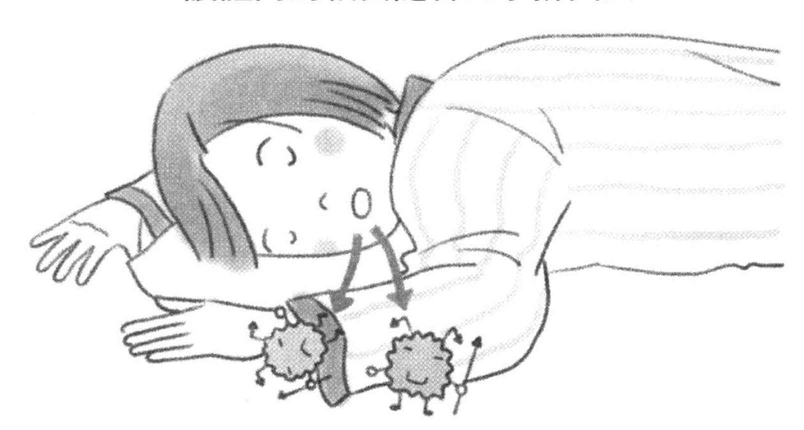

有助於排痰、止咳

你有沒有吃飯吃到一半，突然猛咳出來的經驗？這是身體將不小心吸入，或誤嗆進氣管的異物排出，以保護呼吸系統，免於受到進一步傷害的正常反應。

此外，有時咳嗽會咳出痰，也是身體排出細菌及異物的防衛反應；嘔吐也是相同的道理。

然而，在意識模糊的睡眠狀態下，這種防衛性反應會變得遲鈍，這時如果再仰睡，痰就更不容易排出去。

趴睡可促進排痰

呼吸道的表面，有一層長滿天鵝絨般細小絨毛的黏膜，在那層綿密的絨毛上面，還覆蓋著黏液，可阻擋或包覆那些進入氣管的細小灰塵、細菌，甚至是管壁剝落的老舊細胞。

身體會驅動附著在黏膜上的纖毛，將黏液排出去，這排出去的東西就是痰。可是，當纖毛的活動力變弱時，痰就有可能排不出去。

一旦採用仰睡，就算身體再怎麼驅動纖毛，想把痰排出去，痰還是會在重力的作用下，從氣管流向肺部，最後沉積在下側肺（肺靠近背部的部位）。

這時，如果肺或氣管正好發炎，事情就糟糕了，囤積在肺部的黏液會越來越多。而且，因為仰睡時，下側肺是位在身體的最下方，使囤積的黏液變得更難排出。骯髒的黏液囤積在肺裡，導致病菌賴著不走，引發了肺炎；更糟糕的是，黏液不但沒有減少還變多了。在此情況下，細小的呼吸道被堵住，肺的功能將越來越差。

像這樣，縱使只是小小的誤嗆，只要反覆發生，身體就必須不斷地跟病菌戰鬥，弄得精疲力竭，在體力衰弱的情況下，也容易感染其他疾病。結果，不但輕度的支氣管炎或肺炎久久難癒，甚至可能惡化到不可收拾的地步，體力和免疫力下降，最後引起併發症……。身體的疲勞，成了健康的頭號殺手。

要保有身體的健康，首先要讓它不被有害的東西誤嗆。前面已經提過，只要採用趴睡，誤嗆的機率將大幅降低。

仰睡時位在最底層的下側肺，在趴睡時將改變位置，變為最上方，囤積的黏液在重力的作用下將順利流出，變成痰排出體外。

趴睡有助於止咳

咳嗽是一種防禦性反應，為的是將包覆異物或細菌的痰排出去。

咳個不停的時候，不妨嘗試趴睡，你會發現痰很容易就排出去，只要痰排出去了，很快就不會再咳嗽。

還有，仰睡時，偶而會莫名其妙咳嗽起來。這是誤嗆引起的反射動作，身體為了把侵入氣管的異物和病菌排出去，所產生的自然反應。

趴睡不容易誤嗆，異物不會誤入呼吸道或肺部。在此情況下，咳嗽的次數自然就減少了。

健康走下坡的中老年人更需嘗試

仰睡對身體有諸多風險，因此，我特別希望中老年人能修正他們的睡姿。

自然治癒力和反射能力變差的中老年人要小心！

容易打鼾和得到睡眠呼吸中止症的多屬中老年，隨著年齡增長、肌肉能力下降，就算在淺睡中，依然會發生舌根下沉的現象，使咽頭腔變窄或堵塞。

還有，我們睡著的時候，會三不五時地深呼吸一下。一般認為，這種「嘆息式呼吸」，其目的在於將氧氣運送到肺的各個角落。健康的人約每五分鐘「嘆息」一次，然而年紀大或酒喝多的人，其嘆息的頻率將變少。

此外，通常我們都只用肺的前側呼吸。隨著年齡增長，經常被使用的前肺，因為操勞過度機能衰退，這時如果還仰睡，會讓靠近背那邊的肺，被胃、肝臟、腸重重地壓住，變得無法充分呼吸。

當中老年人仰睡，代表他繼續用機能衰退的前肺呼吸，加上睡眠中嘆息的次數減少，所以，就算沒有舌根下沉的現象，呼吸也會變得很淺。

更何況，中老年人又很容易發生誤嗆。

反射能力好的二〇歲年輕人，在吞下食物的時候，喉頭蓋會馬上做出反應，但超過五〇歲之後，對異物的反應會變得遲鈍，喉頭蓋無法徹底發揮它的功能。當事人對這種事是不自覺的，所以才會頻頻誤嗆。

何況，在意識模糊的睡眠中就算引發誤嗆，身體也不太會有反應，連咳嗽的反射動作都會減少。仰睡讓骯髒的唾液排不出去，再加上咳不出來，使得誤入呼吸道的細菌跑進了肺裡，引發肺炎。

對自然治癒力強的年輕人來說，誤嗆或細菌侵入肺部，並不是什麼嚴重的事，小小的支氣管炎或肺炎一下子就治好了，然而，一旦到達某種年紀，就沒有那麼輕鬆愉快了。對細胞活性變差、自然治癒力不佳的中老年來說，小小的支氣管炎或肺炎都有可能惡化，身體虛弱的情況下，其他病症動不動就會找上門。

雖然不會有立即性的生命危險，但就像許多文明病一樣，它會慢慢地殘害、耗弱我們的身體。

衷心希望肌力、內臟機能、自然治癒力變差的中老年，從今天開始學習趴睡，擺脫仰睡帶來的風險。

患有蛀牙、鼻竇炎、糖尿病等免疫力差的人

患有蛀牙、鼻竇炎的人要小心

蛀牙和發炎的鼻子會不斷地提供病原體，使身體因為不斷誤嗆骯髒的唾液，大大提高罹患吸入性肺炎的機率。

再者，由於身體經常和蛀牙或鼻竇炎奮鬥，免疫力自然也不好到哪裡去，讓人大病小病不斷，更容易引起併發症，所以有這些病症的人要特別小心。

如果有蛀牙、牙周病或鼻竇炎等毛病，建議一定要諮詢專業醫生，儘早將它們治好，並採行可以預防誤嗆的趴睡。

建議以下的人也趴著睡！

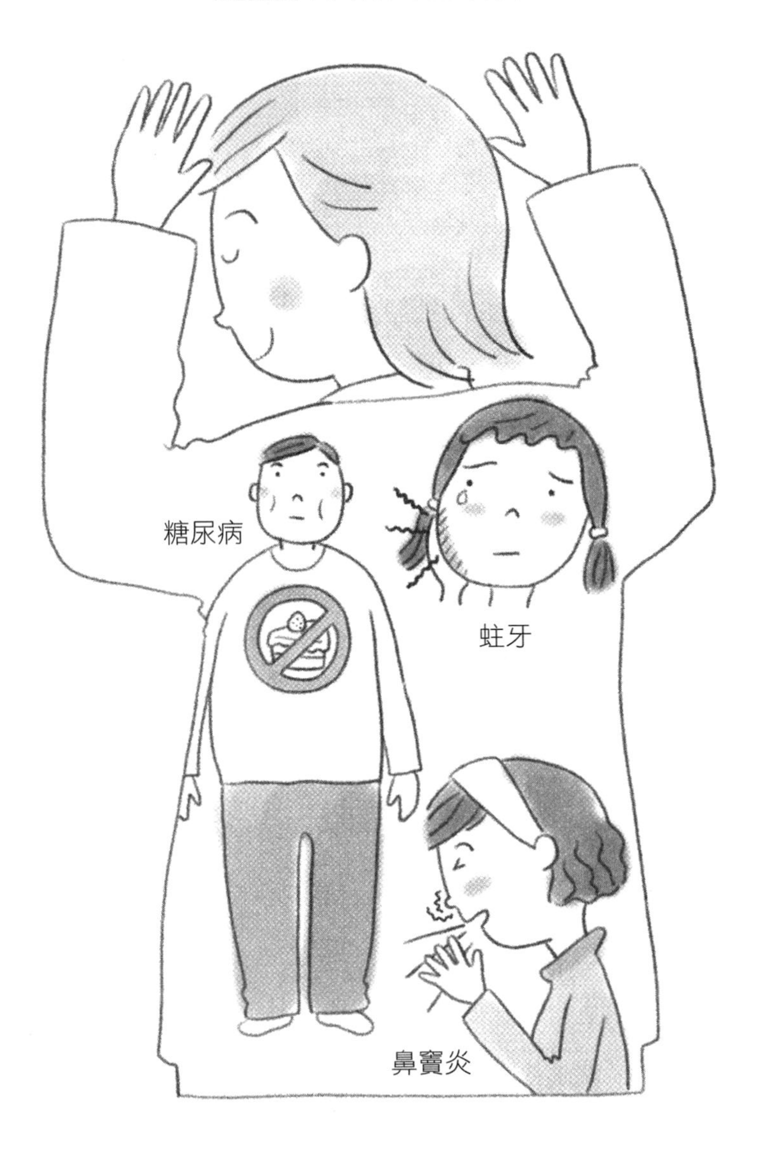

為了防止病情加重，糖尿病患者一定要注意

糖尿病是極具代表性的文明病之一，不但發病的人多，將來可能罹患的人也多，建議患有糖尿病的人也該嘗試趴睡。

一旦糖尿病加重，執掌免疫力的白血球便會退化，導致抵抗力下降。於是，人變得容易感冒，血管出現問題，甚至引來其他的併發症。

正因為如此，糖尿病患者一定要小心誤嗆可能引發的疾病，由於抵抗力差的關係，再輕微的小病都有可能惡化到難以治療的地步。

為了防止誤嗆引發吸入性肺炎或其他病症，首要之務，是讓有害的細菌無法進入人體。所以，請採用能輕鬆排出被細菌汙染的唾液和胃液的趴睡吧！

同樣的道裡，如果你因為其他病症而免疫力下降，也推薦採用趴睡。

有胃腸困擾的人

胃不好的人要趴睡

健康的人胃酸高，很容易就可以把食物溶解，防止細菌增生。然而，動過胃部手術或天生胃不好的人，胃酸似乎有比較低的傾向。胃酸低，將使得細菌容易在胃裡繁殖。

此外，胃液的量也會增加。胃液多，睡眠中逆流的機率將因此大增。一旦被酸度低、細菌增生的胃液誤嗆，便很可能引發嚴重的吸入性肺炎。如果胃不好、有胃食道逆流的問題，一定要選擇可以順利排出胃液、不造成誤嗆的趴睡。

順道一提，動過縮胃手術的人，因為無法透過胃液消滅混在食物中的細菌，細菌會直接流到腸子裡。此外，胃酸低容易讓細菌繁殖，因此含有細菌的食物也會流到腸

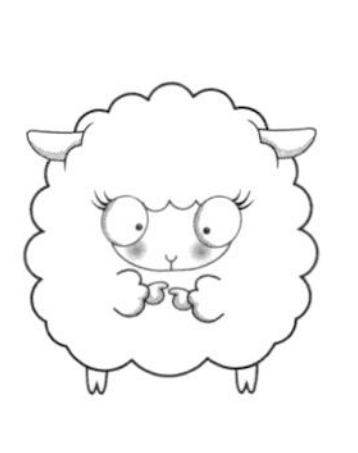

子裡，因為這樣而得到ＭＲＳＡ腸炎的人不在少數。

ＭＲＳＡ是「多重抗藥性金黃色葡萄球菌」，它不但對甲氧苯青黴素（methicillin）有抗藥性，同時許多抗生素對它也無效，導致ＭＲＳＡ腸炎在治療上非常困難。因此，提醒天生胃弱或動過縮胃手術的人，對ＭＲＳＡ腸炎要十分小心、注意。

此外，高齡者也屬於胃酸低的一族。容易打嗝，或睡覺時常咳到喉嚨痛的人，也很可能是胃液過多。

胃液過多，睡眠時就容易胃食道逆流，成為引發誤嗆的元凶。這時，就要記得改為趴睡。

長期服用降胃酸藥的人要趴睡

罹患胃潰瘍，長期得服用抑制胃酸的制酸劑，或減緩胃痙攣的蠕動抑制劑的人，也請採用趴睡。

制酸劑和蠕動抑制劑，會使胃中的酸度下降，使細菌容易繁殖，胃液變多。所以服用這類藥物的人，千萬要小心出現誤嗆的狀況。

暴飲暴食後也請趴睡

飲酒過量的人，也一定要將自己的睡姿改成趴睡。

如果是以仰睡的姿勢睡著，就算嘔吐物回流到口中也排不出去，更何況酒精會讓喉嚨的反應變鈍，容易產生誤嗆。如果嘔吐物剛好堵住氣管，說不定還會有窒息的風險。

當然不只是喝酒，暴飲暴食後仰睡也很危險。暴飲暴食會導致胃酸降低，讓細菌有大量繁殖的機會。這些細菌會在半夜隨著胃液逆流到嘴裡，引發誤嗆。不但傷害了氣管和肺，還可能造成嚴重的肺炎。所以，請採用趴睡，讓逆流至口腔的胃液可以順利排出。

容易胃脹氣的人，請採用靠右的半趴睡

健康的人只要花上兩到三小時，胃裡的東西就會消化，然後移至小腸。然而，胃痛、精神壓力或暴飲暴食等壞習慣，會使腸胃無法正常運作，食物往小腸移動的速度

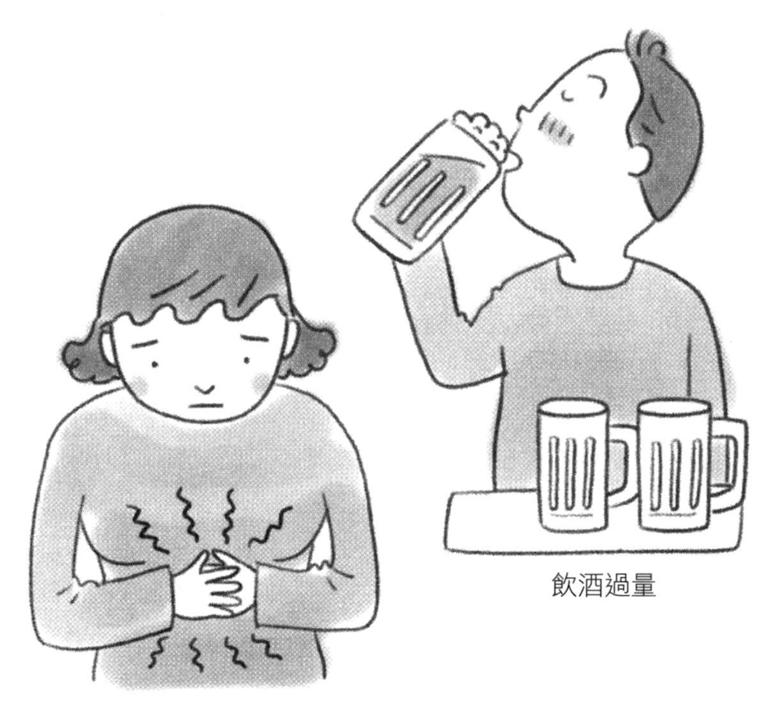

飲酒過量、胃脹氣的人請嘗試靠右的半趴睡

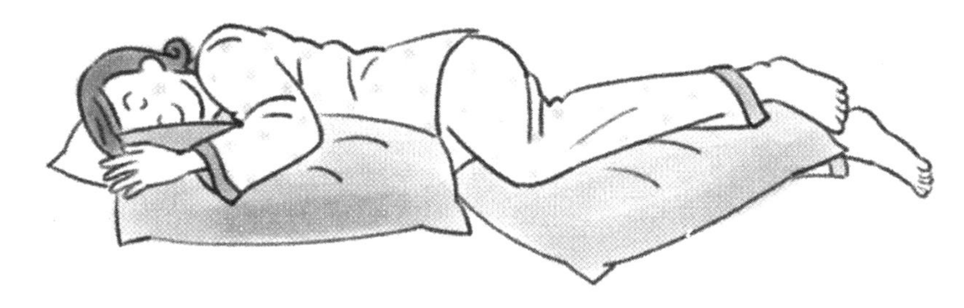

變慢，胃也容易脹氣。

胃連接食道的入口（賁門）在身體的左邊，而連接腸的出口（幽門），則跨過脊骨位在身體的右邊。

仰睡，會讓胃往脊骨方向下垂，導致胃裡的東西很難流向出口。朝左側睡，也會讓胃的入口被壓在下方，胃裡的東西難以移往出口，反而會逆流回入口。

容易胃脹氣的人，最好將胃的出口保持在下方，因此不妨嘗試靠右的半趴睡。如此一來，胃裡的東西將順利流向腸子，胃就不會那麼難受了。

雖說靠右的半趴睡可紓解胃脹氣，但也不建議在飯後便馬上躺下。

食物和水分會讓胃酸下降，因此，剛吃完飯時，胃裡的細菌會增加。這時如果躺下，含有大量細菌的胃液很容易會造成誤嗆；如果是趴睡，在胃飽脹的狀況下，則會壓迫到胃。

睡前吃東西不但容易發胖，還會引發吸入性肺炎和消化不良。所以，睡前兩到三小時盡量不要進食。

第3章

來嘗試「趴睡」吧！

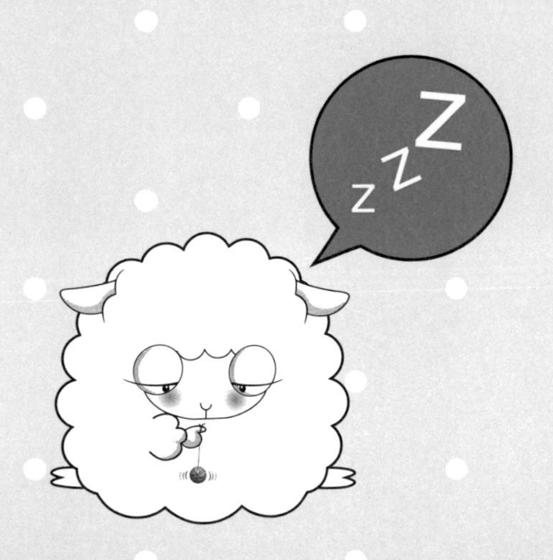

自我評量！你適合趴睡嗎？

趴睡不但可以改善打鼾，對於預防睡眠呼吸中止症、誤嗆、肺炎及腦中風都有助益，而且也可以睡得更好。趴睡是一種老少適用、簡單又安全的保健方法。

不過，要讓一直仰睡的人習慣趴睡，可能需要花一段時間適應，而且脖子肌肉僵硬的人，在剛開始改採趴睡時，甚至還會覺得痛苦不堪。

無論是什麼，只要是必須改變習慣，身體都需要時間適應；同時，在實際執行之前，也一定要了解自己的身體是否能承受這樣的變化。

如前面所提，骨骼及肌肉柔軟的年輕人，無論選擇仰睡或趴睡，都不會對身體帶來太大的負擔，也很容易可以習慣。

但到了某個年齡，許多改變就必須要視自己的體能做嘗試。趴睡是非常簡單及健康的睡眠方式，但由於和大部份人的習慣不同，因此會用到一些平常用不到的肌肉。

人一旦上了年紀，有時即使起個床或搬個重物，都會扭到腰，更何況是要改變睡了幾十年的睡姿。

無法趴睡的人，或脖子肌肉僵硬的人，就請先從「半趴睡」做起吧！

所謂的半趴睡，是身體靠左或右側躺，是十分接近趴睡的一種睡姿。它可以幫助無法立即趴睡的人，慢慢讓身體及骨骼習慣，進而改為趴睡。

不過，由於半趴睡的姿勢，其穩定性較不足，所以一定要搭配輔助道具，才能睡得舒適。

如果能從半趴睡開始，逐漸習慣趴睡的話，就可以在毫不勉強的情況下，慢慢改成趴睡了。

在這裡，請先檢核一下身體，看看自己是適合趴睡，抑或是半趴睡。

我適合趴睡，還是半趴睡？

- □ **一直以來的睡姿？**
  （仰睡、側躺）
- □ **脊骨的形狀？**
  （側彎、弓起）
- □ **頸部的柔軟度？**
  （無法完全側轉・無法完全朝上）
  （側轉或朝上時，頸部肌肉緊繃）

→ 若符合以上描述或是對趴睡尚有疑慮的人，請先嘗試半趴睡。

……**請翻到85頁**

【基礎篇】趴睡的方法

趴睡的訣竅

趴睡時，臉部自然轉向側邊，左右皆可。手掌心朝上或朝下接觸床墊，手腕舉高到頭部或放鬆地攤放在身體兩側，只要舒服即可。只是要注意，不要將手掌或手臂壓在身體下方，這麼做會造成手肘和肩膀的負擔，使手掌和手臂麻痺。

此外，有些人趴睡時，鎖骨或小腿下方可能會懸空，無法接觸到床墊。這時，只要在床墊及身體的空隙，用枕頭或靠墊填滿，就可以比較好睡。

趴睡睡姿範例 ①

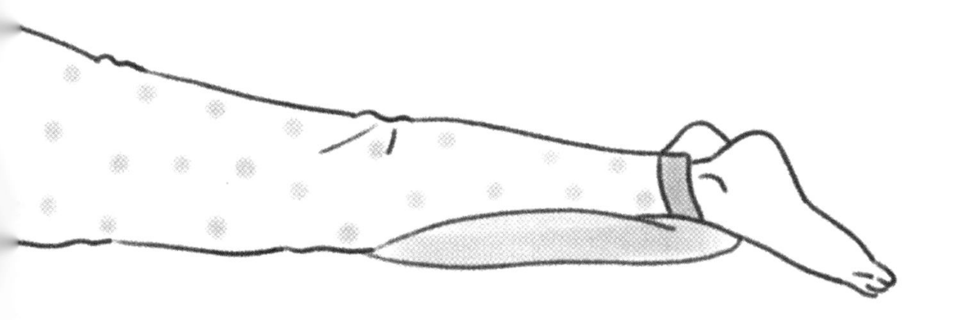

臉部自然轉向側邊，兩手舉高或單手放在側邊，將手腕放置在最自然的位置。胸部或小腿下方若無法貼緊床墊，請利用枕頭或軟墊將空隙填滿，這樣就可以睡得舒服。

臉部自然轉向側邊……

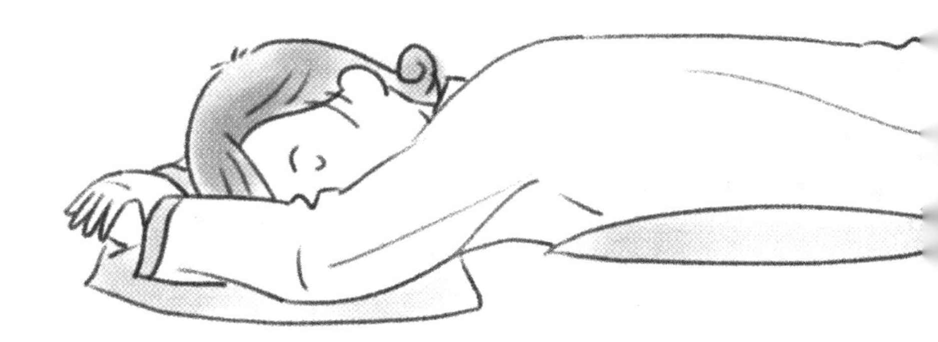

手可以輕鬆地打開

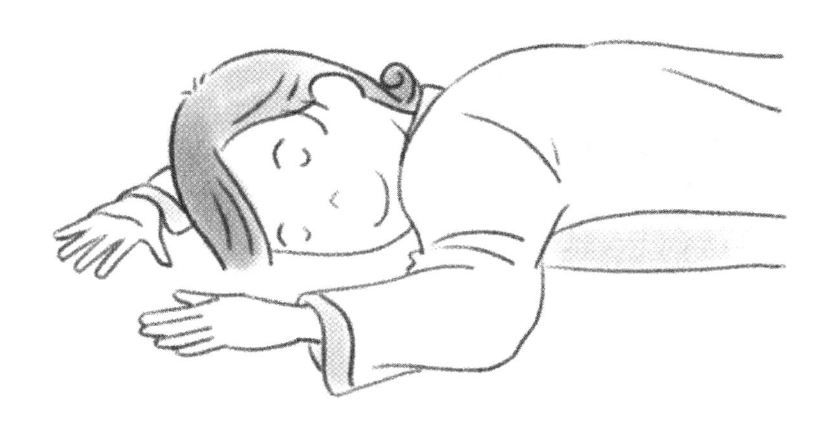

趴睡睡姿範例 ②

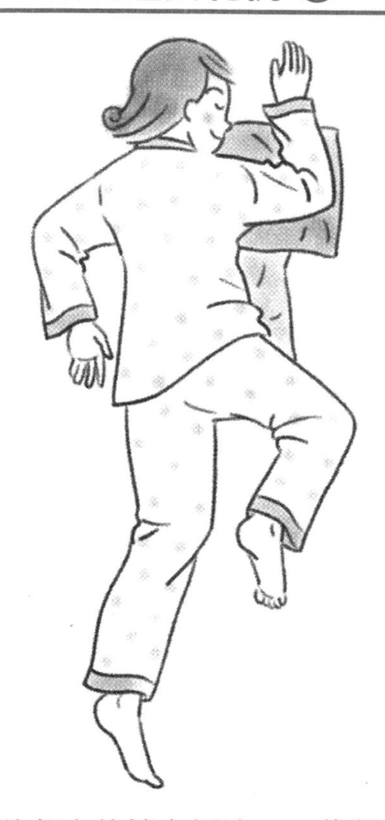

趴睡時臉部自然轉向側邊，一隻腳自然伸展，一隻腳彎曲，兩手擺放在自然的位置。看臉朝向哪邊，就在該側的胸部下方墊個墊子，還有彎曲的膝蓋下方也墊上薄墊，這樣就能睡得更舒適，形成最舒服的「辛氏臥式」（Sim's position=半俯臥式），全身自然放鬆。

【基礎篇】半趴睡的方法

半趴睡的訣竅

趴睡很難入眠，只要趴睡全身就會腰酸背痛。若是這種情況，就先從半趴睡開始吧！

所謂半趴睡，是指身體一側在下方的睡姿，不論左右皆可。不是側躺也非完全趴睡，而是近似趴睡的側躺，以身體的側邊為中心，身體與床墊呈30度角，肚臍稍為朝下的姿勢。

不過，比較起用側腹支撐身體的側躺或趴睡，半趴睡時，身體與床墊的接觸面積較小，穩定性也較不足。這時，只要像抱著枕頭那樣，在無法接觸到床墊的身體部位下方，塞入長型抱枕，就可以睡得舒適。另外，要注意別壓迫到下方的肩膀或手臂。身體下方的手臂及夾在中間的腋下，會承受身體的重量，而腋下有靜脈、動脈血管和神經通過，一旦受到壓迫，就會血液循環不良，造成手部麻痺。

我特別推薦腸胃不好的人，採胃部出口在下的「右側半趴睡」。若腸胃沒有問題，採右側在下、或左側在下的半趴睡皆可。理想的半趴睡睡姿，應該是每兩個鐘頭換一次方向，左右互替，不過人在睡眠中會自然翻身，所以這點不需特別注意。

如果半夜會醒來，或不太容易入睡，不妨刻意翻個身，換個方向，無需一整晚都刻意半趴睡。

半趴睡睡姿範例

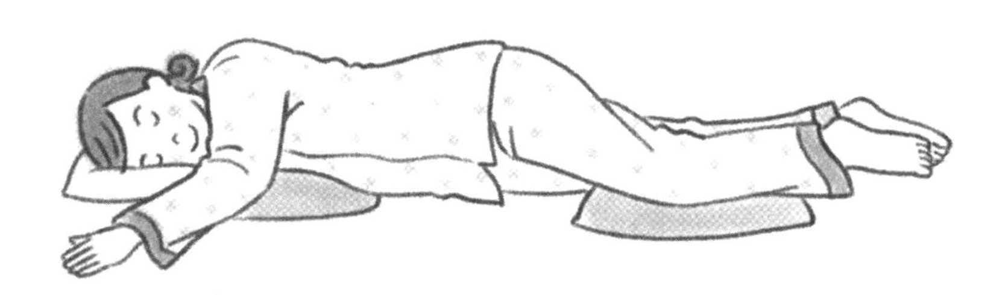

從上方俯視

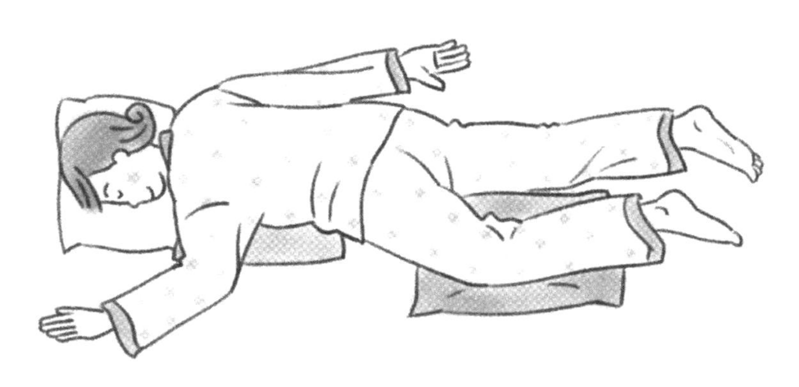

這是略略偏向側邊的睡姿。不要讓下方的手臂緊貼腋下，將手臂稍稍向後挪，只要在腋下墊一塊薄薄的小枕頭，就可以減少腋下的壓迫。在兩腿間夾個小墊子，可以睡得更舒服。

半趴睡睡姿：利用抱枕……

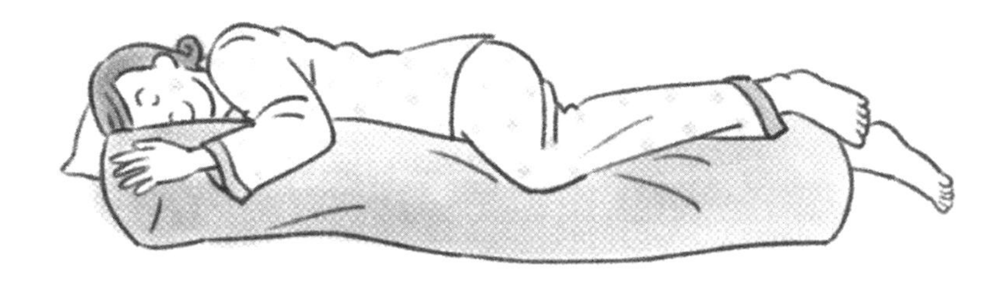

半趴睡睡姿：利用墊子……

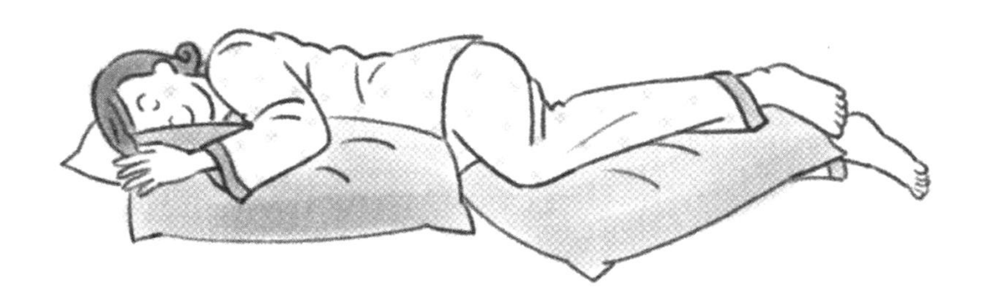

這是略略偏向側邊的睡姿。不要讓下方的手臂緊貼腋下，將手臂擺放在自然的位置。抱著抱枕，將頭部至胸部間的空隙填滿，固定身體。如果沒有大枕頭，就將幾個軟墊併在一起使用。單腳彎曲，兩腿間夾著墊子，便可以睡得更舒服。

【症狀別】有困難時怎麼辦？

為這些症狀所苦的人……

「背脊是弓的」、「經常腰痛」……有這些症狀的人，或許會對趴睡感到不安。其實只要花點心思，這類的人也可以趴睡。

善用枕頭和軟墊等小道具，嘗試一下不會對身體造成負擔的趴睡吧！

在接下來的幾頁中，我特別針對一般常見的疑慮，歸納整理出一些有效的趴睡技巧。

不論如何，最要緊的還是不可勉強。請在自己覺得舒服的範圍下，試著找出最適合自己的趴睡法。

有這些症狀的人請注意！

【頸部僵硬的人】

請跳至第94頁

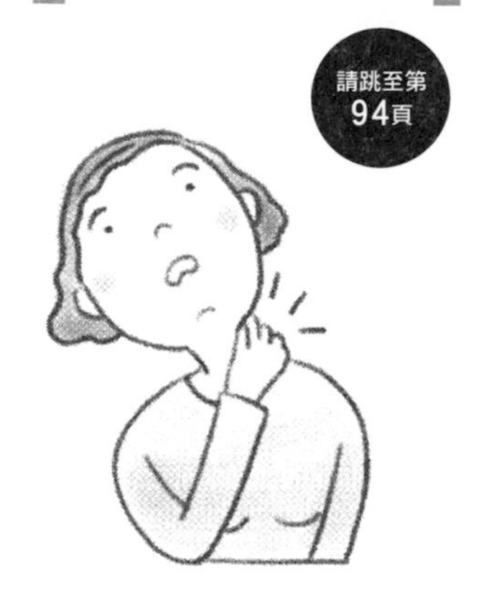

【弓背或腰痛的人】

請跳至第92頁

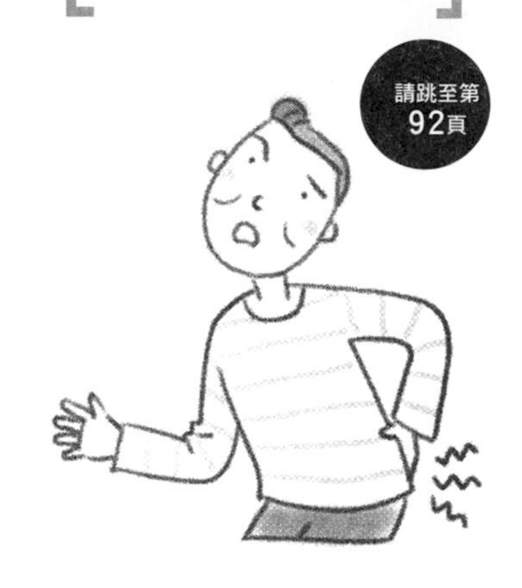

【有五十肩或肩膀酸痛的人】

請跳至第98頁

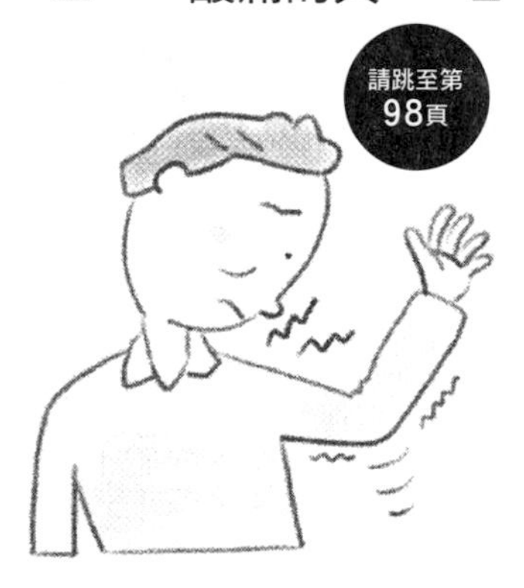

【膝蓋或腰部關節僵硬的人】

請跳至第96頁

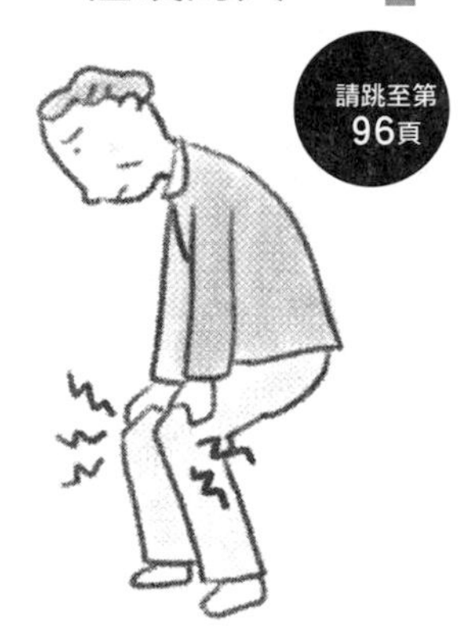

【骨質疏鬆的人】

請跳至第102頁

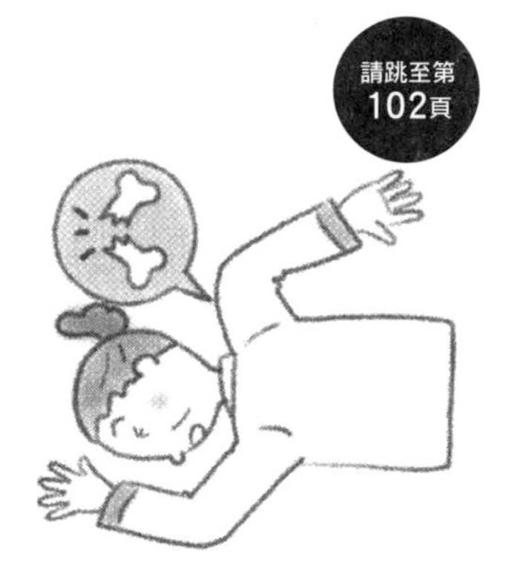

【肩膀容易脫臼的人】

請跳至第100頁

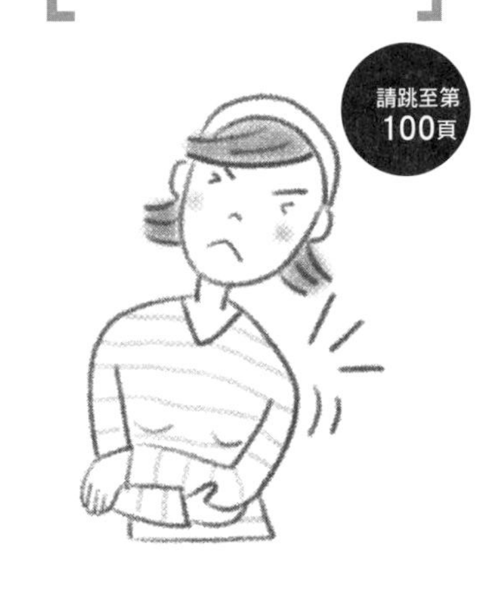

坐在書桌前小憩一下時

書桌前的趴睡法

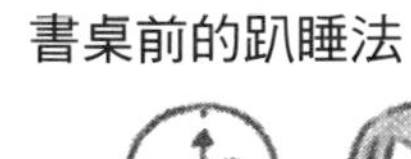

請跳至第106頁

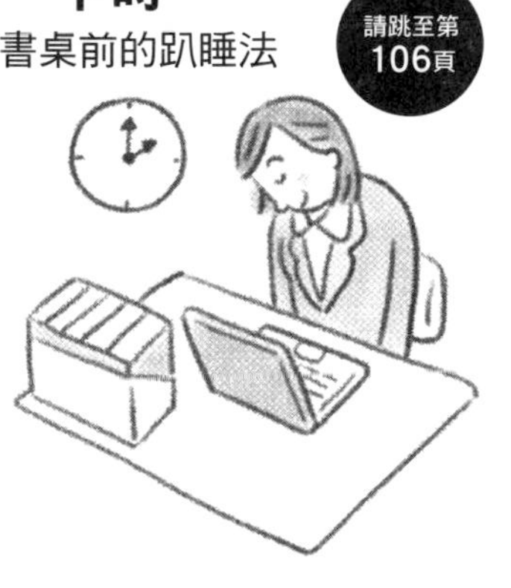

【坐輪椅的人】

請跳至第104頁

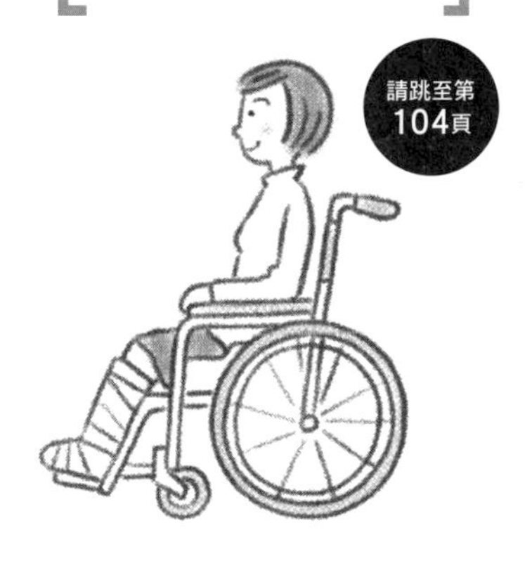

弓背／腰痛

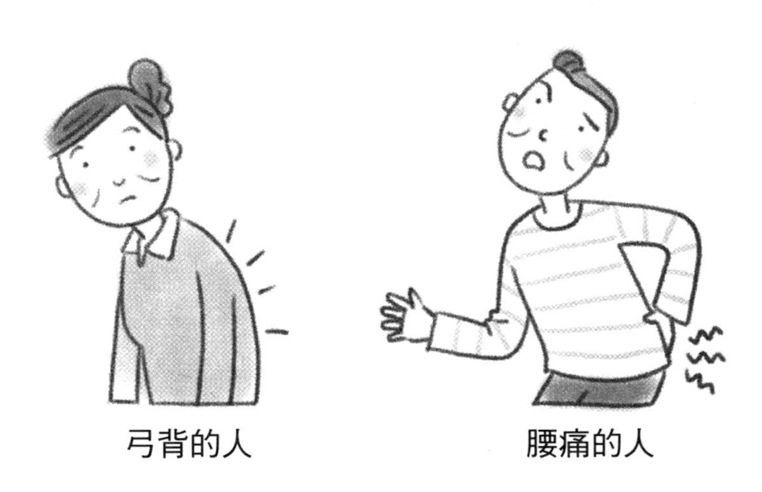

弓背的人　　腰痛的人

當身體無法完全貼緊床墊時，請在腰部到腹部下方，墊上枕頭或是軟墊，將身體與床墊之間的空隙填滿，就可以睡得舒服，切記不可勉強。如果腰痛、難以成眠，就採用半趴睡的方式。使用抱枕會較易入睡。

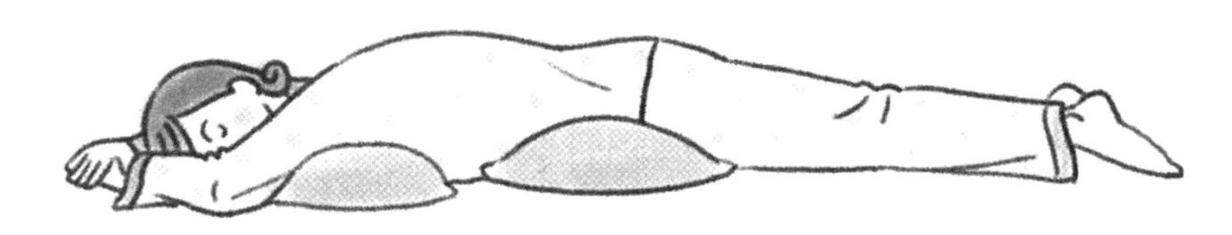

身體無法貼緊床墊的部分，請用厚墊子等物將空隙填滿。

如果難以成眠就不要勉強，改用半趴睡吧！

（詳見85頁）

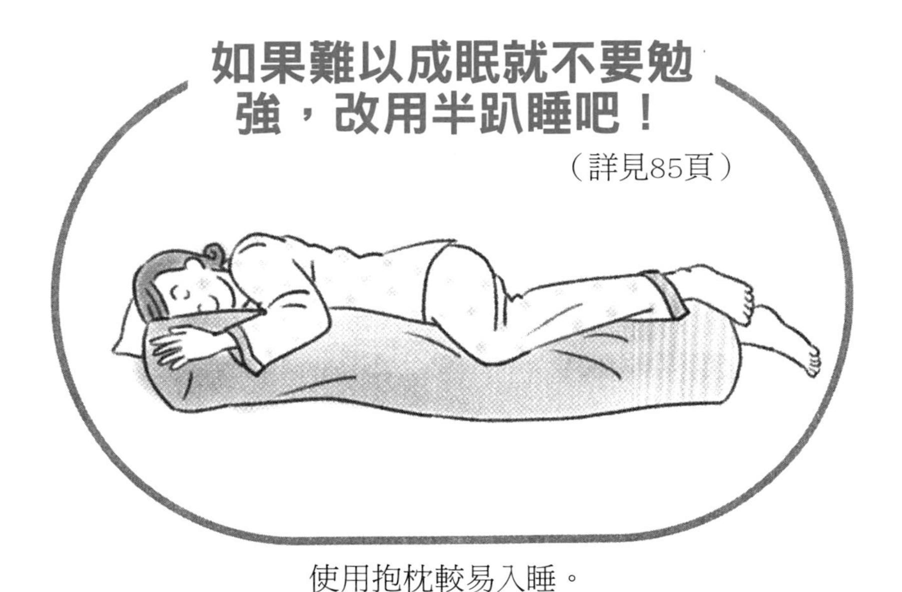

使用抱枕較易入睡。

頸部肌肉僵硬

頸部肌肉僵硬

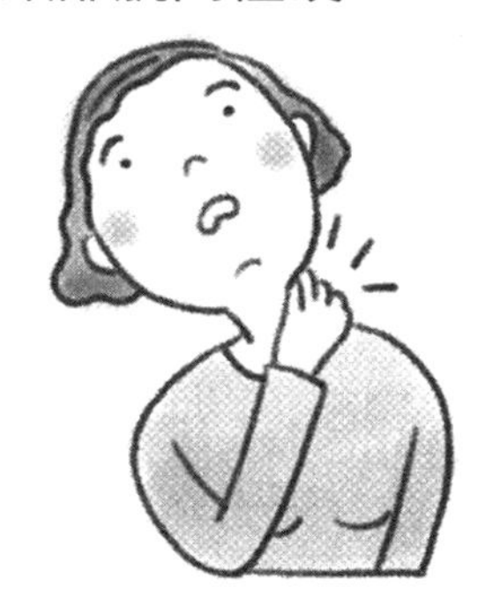

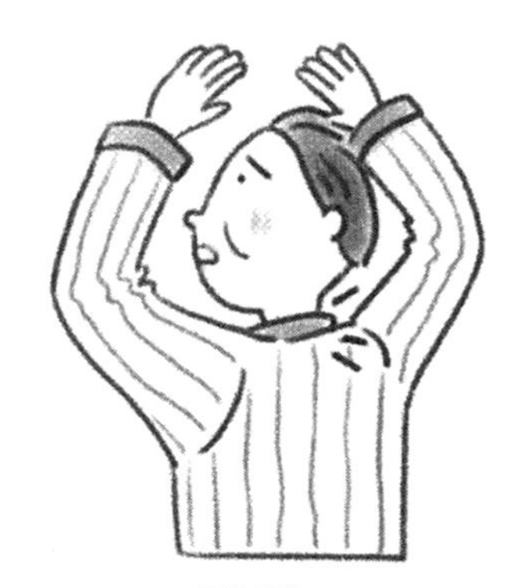

一趴睡，
頸部就會疼痛

臉無法轉向側邊，臉一轉向側邊就覺得脖子痛……，這一類的人要趴睡比較困難。請先做一做頸部肌肉的伸展操（第109、110頁），當頸部疼痛時，千萬不要勉強扭轉，先試著將臉稍稍轉向側邊，和脖子呈15至30度角，然後用枕頭等物將這個角度填滿，如此一來，臉部就可以偏向側邊了。

塞入枕頭，讓臉部自然偏向側邊

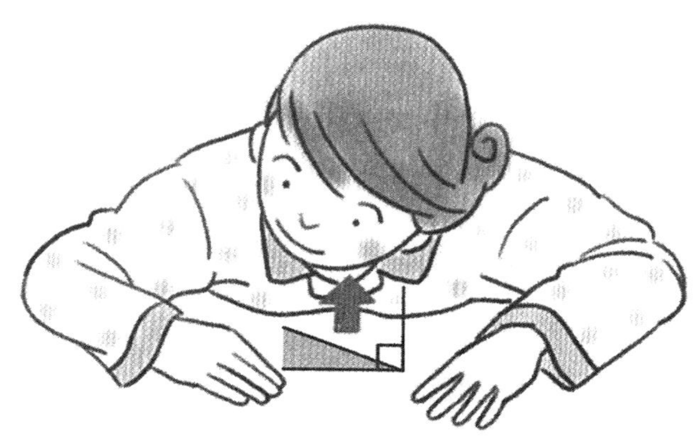

脖子略側轉15至30度角。

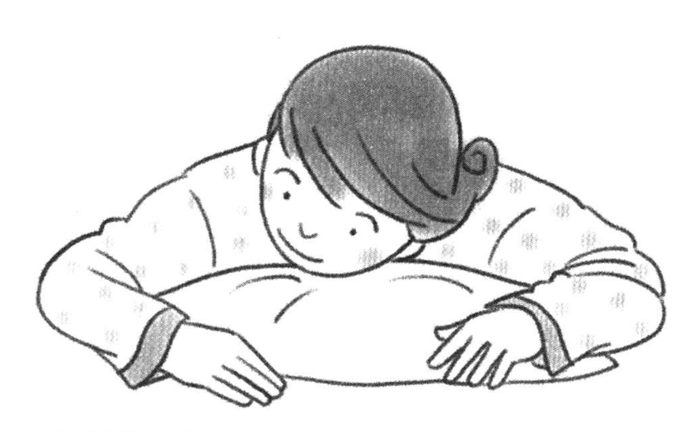

用枕頭等將空隙填滿，讓臉部自然偏向側邊。

膝蓋或腰部關節僵硬

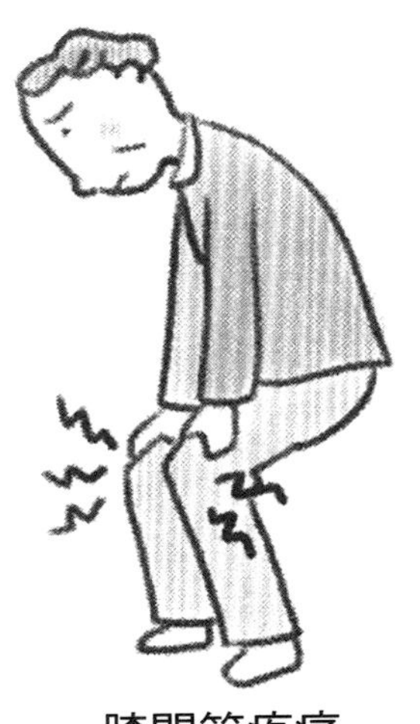

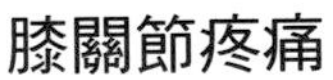

膝關節疼痛

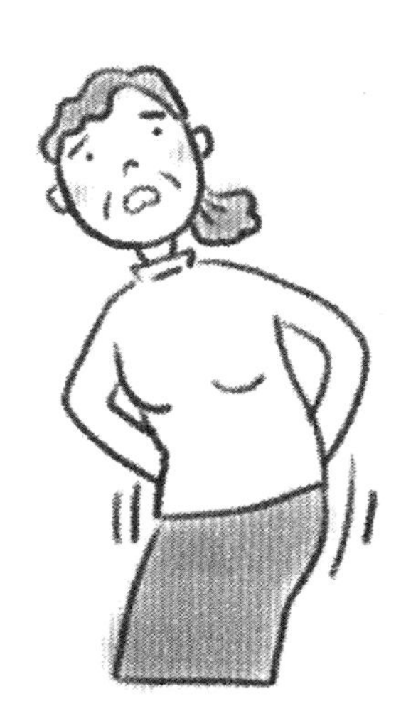

腰部疼痛

雖說大腿和膝蓋有接觸到床墊，但小腿以下一直到腳踝都是懸空的，若膝蓋和腰部關節如此僵硬，身體某些部位便無法貼緊床墊。這時，請務必花些心思，用軟墊或枕頭將身體與床墊間的空隙填滿，讓身體重量分散至各處。如果不放心的話，也可先試著半趴睡。

小腿到腳踝部位懸空的情況……

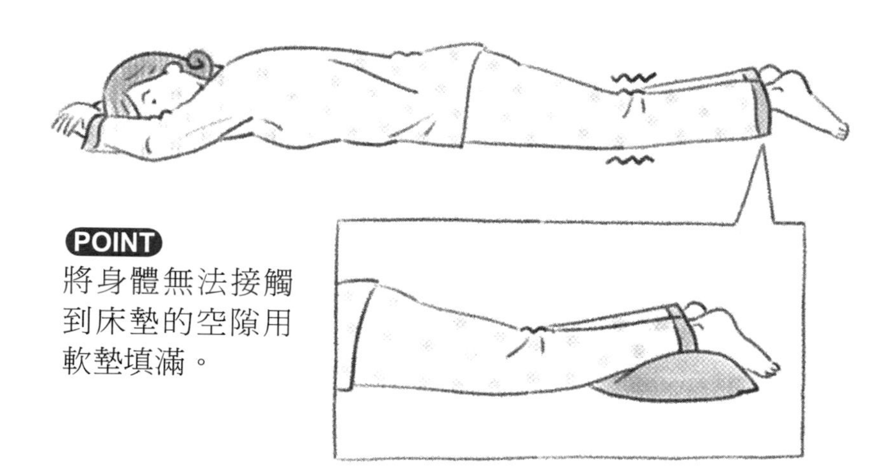

POINT
將身體無法接觸到床墊的空隙用軟墊填滿。

不放心的人，可先試試半趴睡。

（詳見85頁）

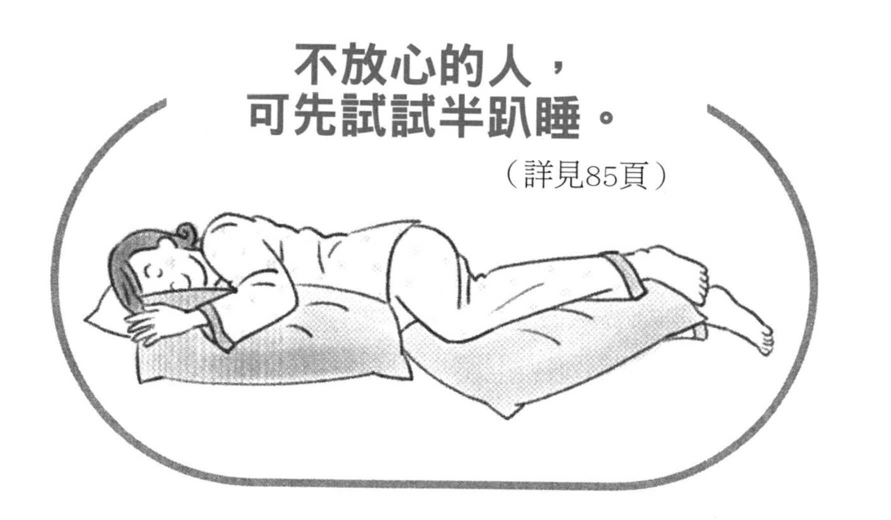

五十肩或肩膀酸痛

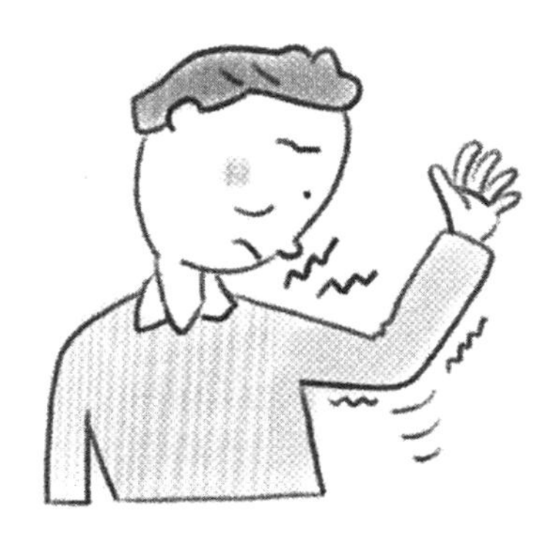

有五十肩的人

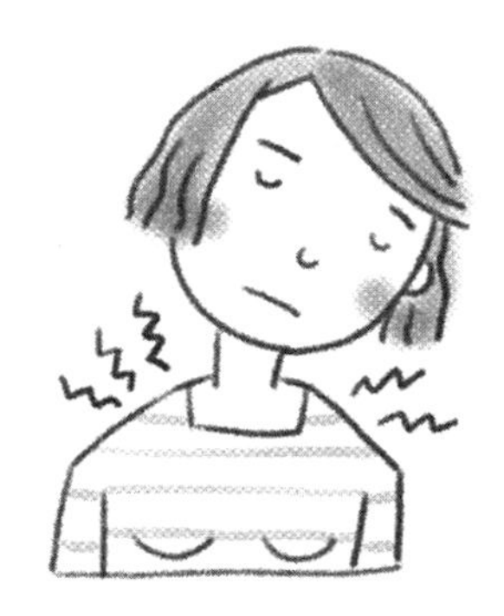

肩膀酸痛的人

手臂舉高也是減緩酸痛的一種方式，但切忌不可勉強。高舉手臂時，一定要在舒服的範圍內量力而為，尤其患有五十肩的人，手臂舉不太起來，肩關節的伸展性也不佳，一旦勉強舉高，可能會加重關節的負擔。當手臂舉不起來、感覺疼痛時，就不要把手臂高舉過肩，在肩膀下方墊一個軟墊，也可以睡得舒服。

不要刻意舉高，
在舒適的範圍內平放手臂。

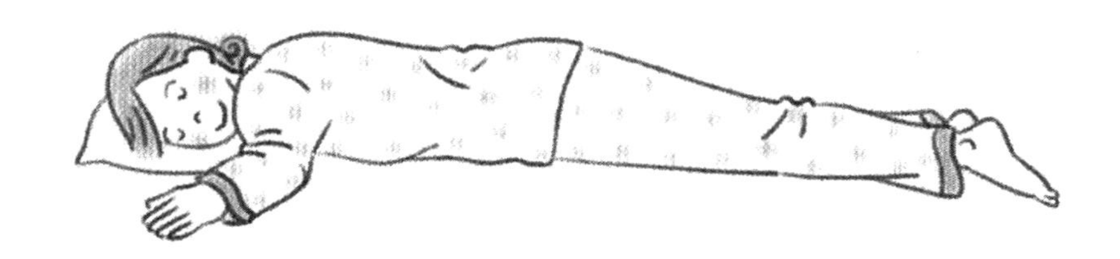

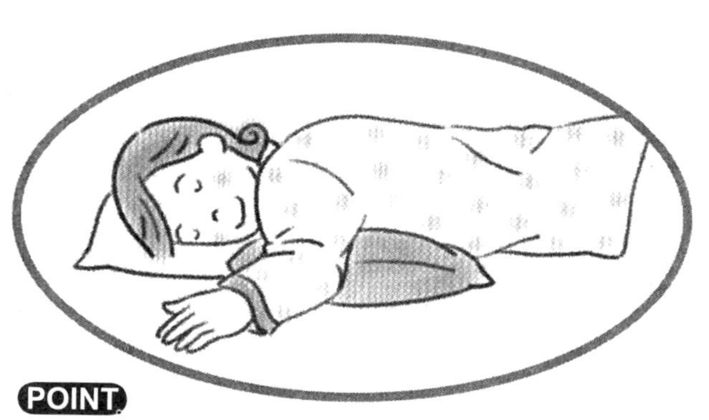

POINT

在肩膀處墊一個
軟墊，就可維持
舒服的睡姿。

肩膀容易脫臼

容易脫臼的人……

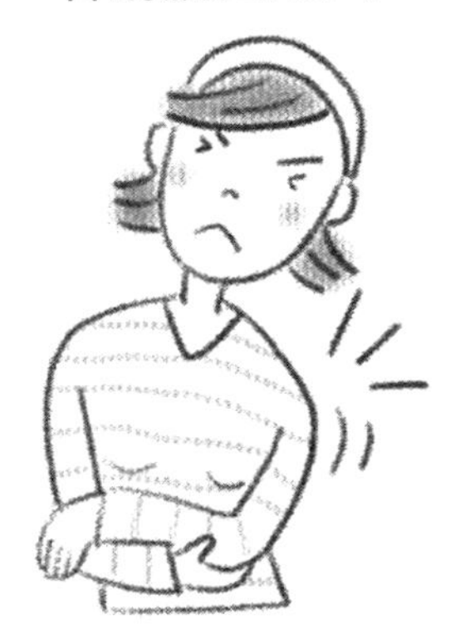

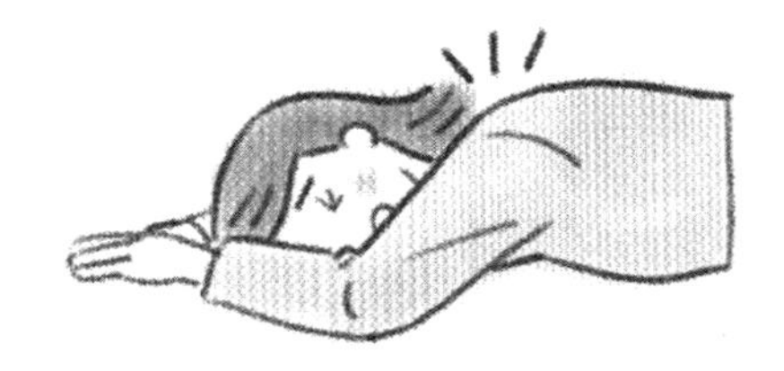

勉強趴睡會有危險！

肩膀容易脫臼的人，千萬不可勉強舉高手臂，手臂舉高會讓肩膀向外擴，可能因此造成脫臼。這時，手臂可以放在身側，或放鬆垂下，擺放在自然的位置。只要在肩膀下方墊一個小墊子，就不會造成肩膀的負擔。

手臂平放擺在身側

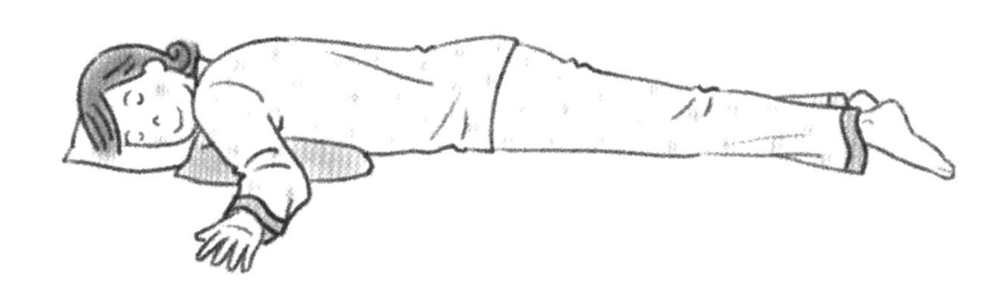

手臂自然放鬆垂下

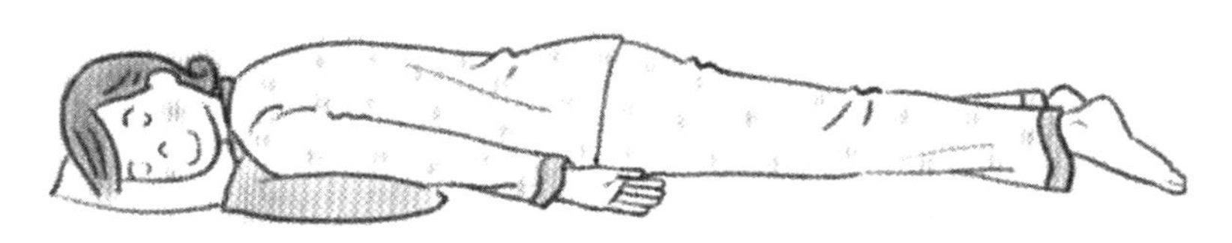

POINT

在肩膀下方墊一個小墊子，就不會造成肩膀的負擔。

有骨質疏鬆的疑慮……

容易骨折的人，

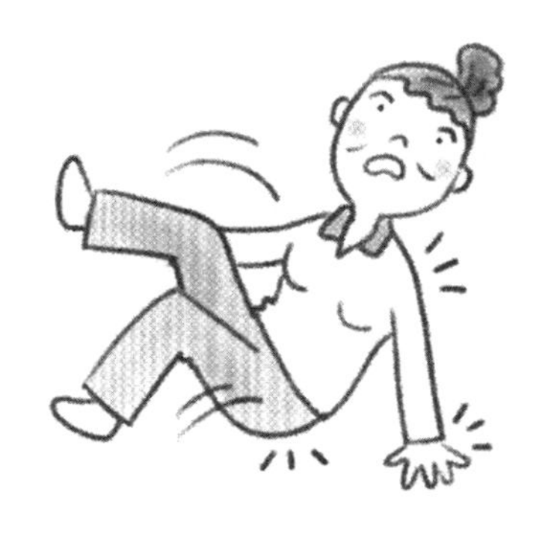

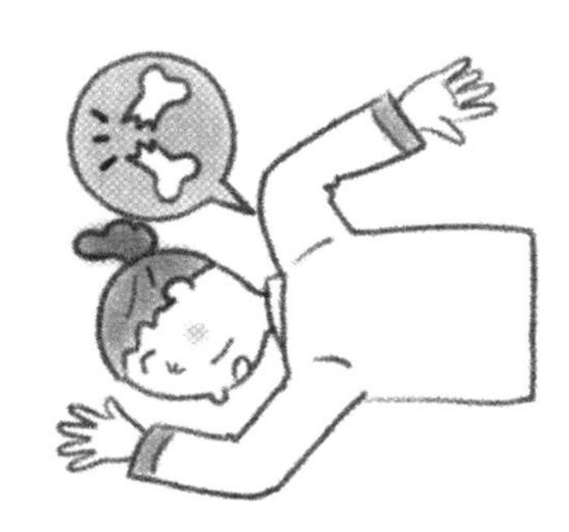

一旦勉強趴睡會……！

骨密度疏鬆的人容易骨折，在向來習慣仰睡的情況下，一旦改為趴睡，就會動到之前不太使用的關節和骨骼。這時，如果姿勢太過勉強，就可能會造成骨折，這點要特別注意。請先諮詢專業醫生的意見，並視狀況慢慢地改成趴睡，千萬不可躁進。

請先諮詢專業醫生的意見。

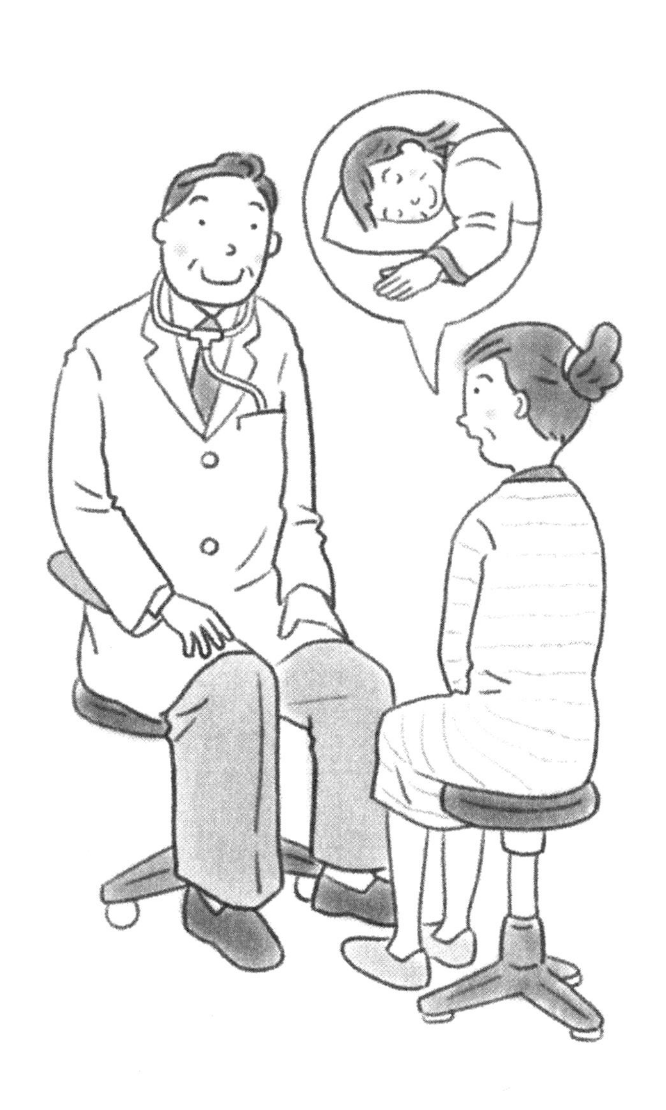

坐輪椅的午睡方式

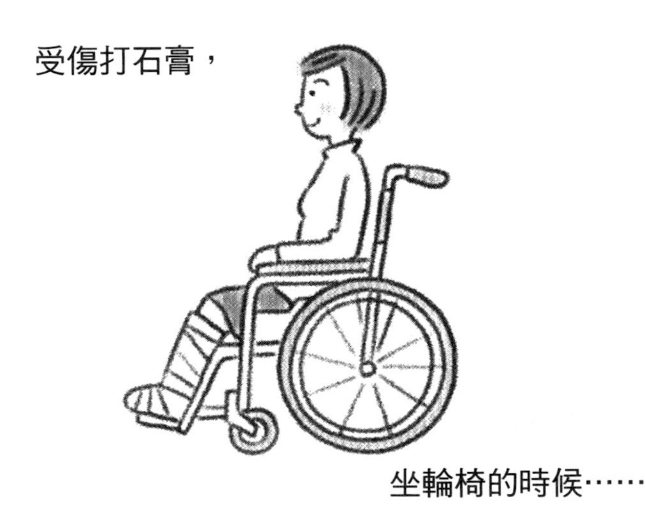

在輪椅前方，準備一個和胸部平高的桌子，桌子上放置枕頭或軟墊。身體向前彎曲，將臉靠在枕頭上方，臉部請自然轉向側邊，以免阻礙呼吸。兩手自然下垂伸長，或靠在枕頭上都可以，盡量調整到最舒適的姿勢。

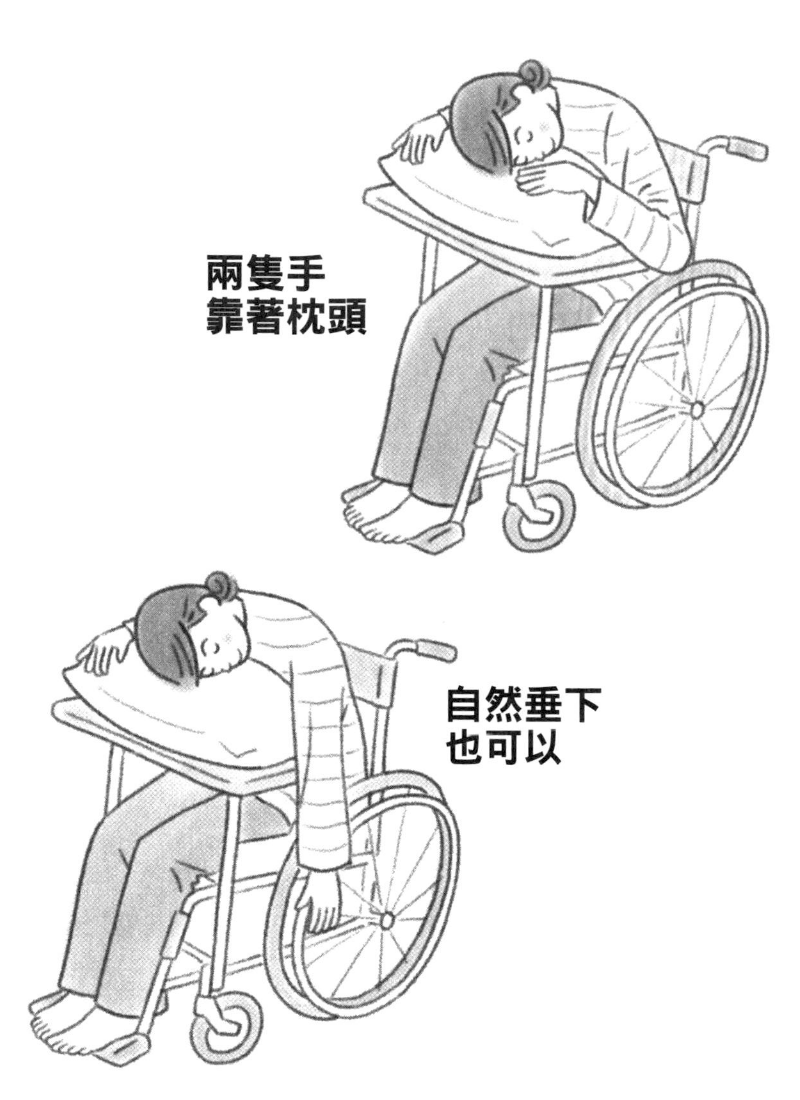

臉部就像趴睡那樣自然偏向一側。

坐在書桌前趴睡

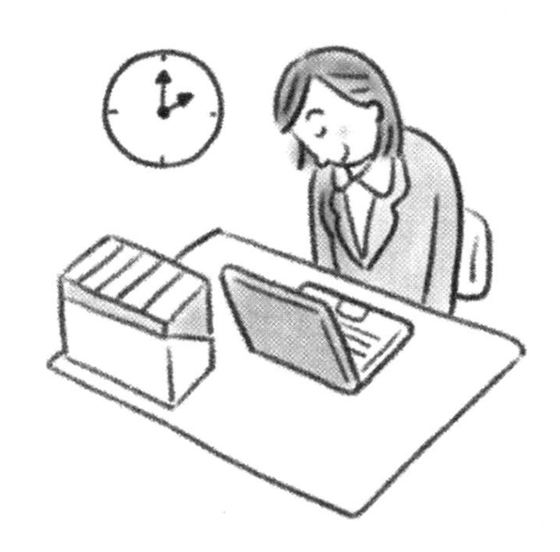

午睡等的場合……

就算有椅背可靠，也不要靠著椅背睡覺，身體要向前傾。在桌上放置枕頭或軟墊，臉部枕在枕頭或軟墊上，自然偏向一側。如此一來，就算時間很短，也可像夜裡趴睡那樣睡得很熟。手臂可自然下垂，或放在桌上。坐在椅子上趴睡，對肩肘關節萎縮、不易趴睡的人也很適合。午睡請改為趴睡！

不要靠著椅背睡……

臉趴在枕頭或軟墊上，
側向一邊

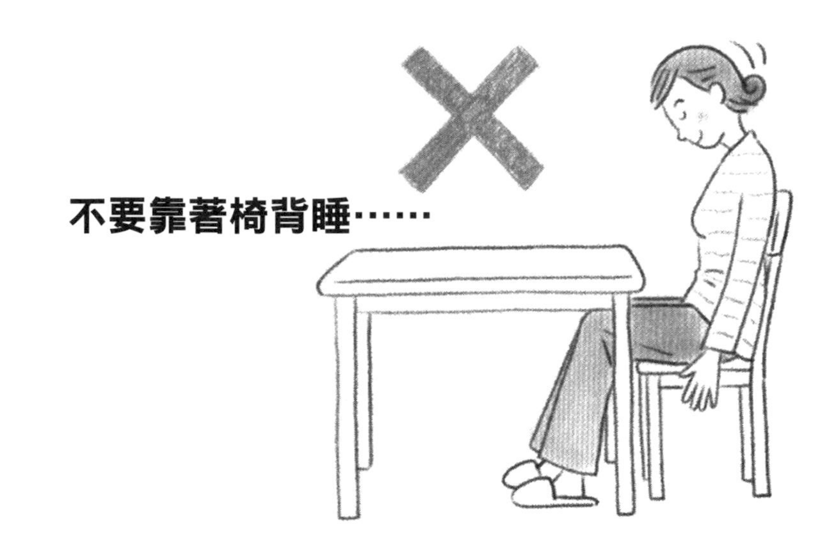

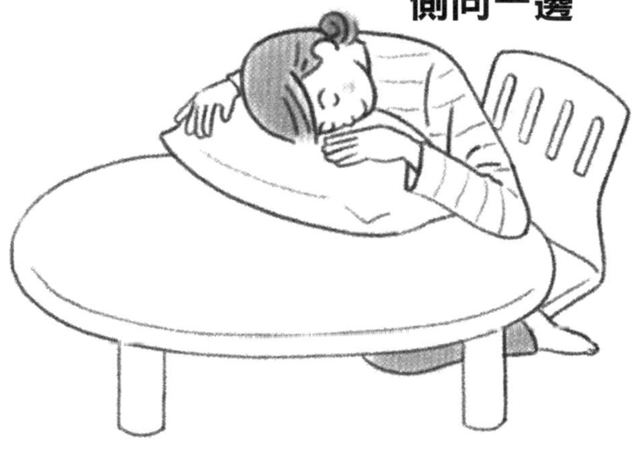

很快就能進入熟睡狀態。

這樣趴睡才舒服①——頸部伸展操

利用頸部伸展操，讓趴睡變舒服

臉部側向一邊的趴睡，最要緊的是頸部肌肉。

當肩膀固定不動，若頸部可以完全伸展朝上、朝左右兩側都不覺疼痛，甚至能夠側轉看到後方，趴睡就不成問題了。頸部肌肉柔軟，臉就算側向一邊也能一夜好眠。

反之，如果頸部完全朝上、朝左右兩邊伸展時，肌肉會感覺疼痛的人，在剛開始改為趴睡時，大概會覺得困難重重吧？脖子痛得不得了，也許根本就無法安心入睡。

頸部肌肉僵硬的人，請做做可以讓頸部更為柔軟的伸展操吧！

頸部伸展體操 ①

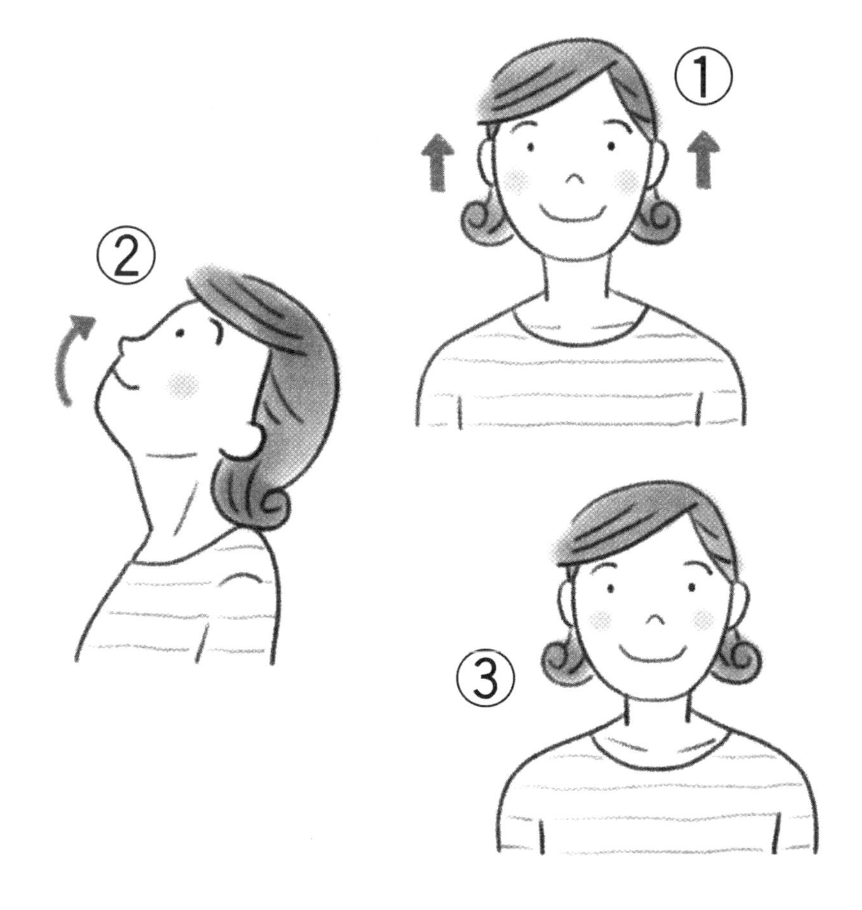

背脊打直，頸部儘可能向上拉長。頭慢慢抬高呈向上仰視的狀態，維持姿勢數秒。慢慢回到原來的位置。如此反覆進行二至三回。

頸部伸展體操 ②

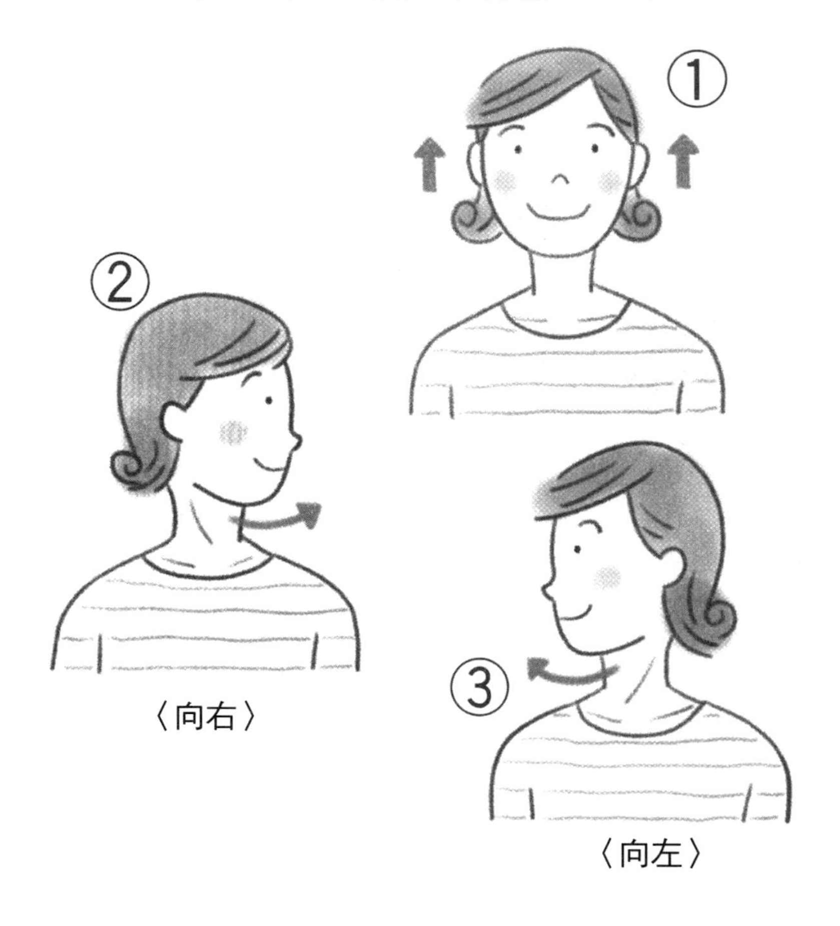

肩膀固定不動，頸部儘可能向上伸展。保持頸部伸展姿勢，臉朝側邊轉，向側邊看。左右各做二至三回。

這樣趴睡才舒服②——小道具

靈活運用小道具，讓趴睡更舒服

對習慣仰睡的人來說，趴睡是違反常態的姿勢、是不自然的，有些人必須要花一段時間，才能將不習慣的姿勢變成習慣。或許，在還沒百分之百改為趴睡時，有人就已經頭痛、腳痛、腰痛……。

這時，就需要在枕頭和軟墊上花點心思了。

用枕頭或軟墊，將身體與床墊之間的空隙塞滿，讓身體固定，這樣一來，身體的重量就不會集中壓迫在某一點，而是分散在身體各處，睡起來就比較不會難過。如果直接接觸床墊的部位會痛，可以使用枕頭或軟墊，墊在該部位下方。

此外，如果睡的枕頭太高，頸部和肩膀就會沒有支撐、懸在半空，容易感到肩膀酸痛或疲勞倦怠。所以，趴睡時，我建議選用高度較低的枕頭。請準備一個適合自己高度的枕頭。

頭部下方、胸部下方、小腿下方……。枕頭不單只用一個，可以視身體各部位需要，使用兩至三個；也可使用長抱枕，將身體與床墊間空隙填滿。

視身體需求，下功夫變出「自己的一套」

枕頭、軟墊、抱枕……，市面上有各種可讓趴睡變舒服的小道具。只不過每個人體型不同，喜歡的姿勢和枕頭也各有不同，有人適合羽毛枕，有人卻不愛太軟的枕頭。你可以在市面上買現成的，但我建議大家不妨花心思，弄一套自己專屬的寢具。將市售的小道具做些微調整，以確保自己能維持最舒服的睡姿。

這樣趴睡才舒服③——注意事項

趴睡時，除了頸部伸展操和小道具之外，最重要的一點，就是不可以勉強。

以下，我歸納出幾點趴睡的注意事項：

趴睡要注意以下幾點！

◎在不妨礙呼吸的前提之下，臉部自然面向側邊。

◎身體與床墊間的空隙，用枕頭或軟墊填滿，身體每個部位有了支撐，重量就會分散至身體各處，可以睡得更舒服。

◎當肩膀酸痛或手腕發麻時，會對身體造成負擔。不要勉強維持姿勢，調整睡姿，找出自己覺得最舒服的姿勢。

◎不要勉強伸展身體或做擴胸運動，尤其身體柔軟度不夠或骨骼脆弱的人，要慎防肩關節脫臼或鎖骨骨折。

◎想讓身體無法自由行動的人改為趴睡，請先諮詢專家。

趴睡時，絕對不可強迫自己「非～不可」

在此，我要提醒大家一個重點，「趴睡」絕對不是非做不可的義務。有人身體柔軟，有人身體僵硬，因為體型狀況不同，每個人感覺舒服的睡姿也各有不同。而且，「睡眠」最大的目的就是消除疲勞，讓身體能放鬆休息，如果硬逼自己趴睡而無法安眠，那就本末倒置了。

請不要抱著「非得趴睡不可」、「手掌一定要接觸床墊不可」、「非～不可」的心態。

趴睡絕對沒有所謂「一定要這樣」的標準姿勢，手掌可以碰到床墊，也可以不碰；膝蓋可以彎曲，也可以不彎。請謹記趴睡的注意事項，找出自己覺得最舒服的姿勢吧！

不需花錢花時間，安全簡單的趴睡健康法

趴睡可以去除仰睡的弊害，而且好處多多，任何人都可以做得到。因為只是改變睡姿，所以無需新的道具，不用費事花錢花時間，只要簡單的改變，就可以一夜好眠。此外，它還是預防打鼾、睡眠呼吸中止、肺炎甚至是腦中風等疾病的健康法。這就是趴睡的好處。

話雖如此，大家也不需要強逼自己「從今天起我都要改成趴睡」，勉強反而會讓趴睡變成痛苦的酷刑。

害怕趴睡或是不習慣趴睡的人，就試著從時間較短的午睡開始做起吧！

夜間就寢時，不要老想著「要一直維持趴睡的姿勢到天亮」，先試著在剛睡下的十分鐘，以及起床前的十分鐘採趴睡。如果開始時抱著平常心，就可以自然地從仰睡漸漸變為趴睡了。

第4章

安全趴睡的Q&A

——這時該怎麼辦？——

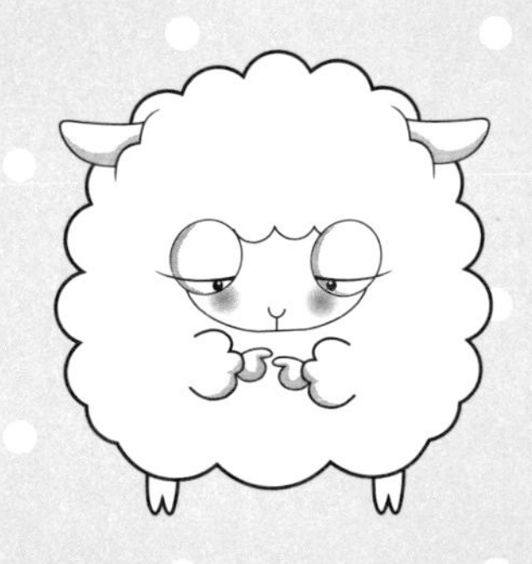

真的沒問題嗎？Q&A〈一般篇〉

Q 臉側向一邊，難道不會長出皺紋或痘痘嗎？

A 趴在榻榻米上，臉頰會印上榻榻米的紋路；同樣的，趴在枕頭或被單上，自然也會出現睡痕。不過請放心，它並不會造成皺紋，那只是暫時的痕跡，時間一過自然會消失。在意睡痕的人，可以選用不容易產生印痕的床墊和枕頭，再將床單拉好繃緊即可。

再者，人在睡眠中會移動身體，不可能維持單邊臉頰在下的姿勢，一直到隔天早晨。就算真是如此，臉也不會因此歪掉。

趴睡不會在美容方面造成任何不良影響，請大家放心。

不過，雖說趴睡不會長痘痘，但臉上若有痘子，又壓在不乾淨的寢具上，很可能會引起發炎的狀況，所以寢具請勤加換洗。

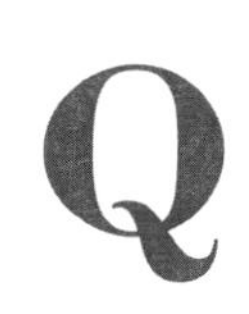

口鼻埋在寢具裡，會不會呼吸困難？

A

當然，如果枕頭和棉被塞住了口鼻，就會導致呼吸困難。為了不使這種情況發生，趴睡時臉請轉向側邊。如果朝側邊，就不會呼吸困難了。此外，有時一翻身，也會有臉埋在枕頭裡的情況，但只要感到痛苦，脖子就會下意識地轉動，讓口鼻離開寢具。到目前為止，還沒有發生過健康的人因趴睡而窒息的事件，這一點請不用擔心。

不過，像嬰兒或癱瘓患者這類，即使感到痛苦也無法轉動脖子的人，趴睡便很可能會造成窒息，實際上也發生過這樣的案例。因此，像這種情況就要格外留意。如果要讓嬰兒趴睡，請選擇像熨馬那樣較硬的床墊，臉才不會陷進去，而且要特別注意，不要讓臉接近像填充玩具等柔軟的物品。此外，為了防止翻身時臉部朝下，大人一定要在旁看顧。如果想讓無法自行轉動脖子的病患趴睡，請先徵詢專業醫生的意見。

Q 趴睡時，為什麼會感覺呼吸困難？

A 我們的呼吸，分胸式呼吸和腹式呼吸兩種。所謂的胸式呼吸，主要是藉由肋間肌運動來進行呼吸，所以是胸部在動作；而所謂的腹式呼吸，是透過橫膈膜上下運動來進行呼吸，因此是腹部在動作。一般而言，女性多採胸式呼吸，而男性多採腹式呼吸。

趴睡時會感到呼吸不適的，多半是採胸式呼吸的人。趴睡會壓抑胸部的動作，所以胸式呼吸的人，會感到呼吸不順，而痛苦的程度也因人而異。感覺呼吸不順的人，可以先試著半趴睡。

不過，有些原本是胸式呼吸的人，在改為趴睡後，自然就成了腹式呼吸。和胸式呼吸相比，腹式呼吸能吸取更多氧氣，因此腹式呼吸對健康比較有益。

Q 趴睡時，感覺心臟一直跳……

A 如果睡覺時左胸在下，可能有人會感覺心臟一直在胸口跳著。由於心臟位在胸腔前端，如果採用趴睡，自然會覺得心臟在胸口噗通噗通地跳，還有點癢癢的感覺。有這種困擾的人，一旦身體左側在下，就會睡不舒服。

趴睡時感覺心臟一直跳，就和手放胸口時，感覺心臟跳動的情況是一樣的。因為胸部和寢具接觸，當然比較容易感覺心臟在跳。如果睡得很痛苦，一直感覺胸口噗通跳動，就不要強逼自己趴睡，如果它真的讓你難以成眠，請調整一下角度，讓身體即使左側在下，也不至意識到心跳。

仰睡和趴睡，到底哪一個是舒服的睡姿呢？

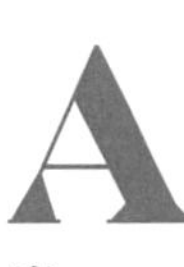

「鎖骨或胸口不會有壓迫感嗎？」、「好像不太好睡」……，趴睡通常給人這樣的印象。其實，習慣仰睡的人在試了趴睡之後，也有人會覺得「好累」。不過，這畢竟只是既定的印象，會覺得「好累」，最大的原因還是未習慣趴睡。

事實上，根據針對健康人士所做的趴睡調查顯示，趴睡並不會對身體的任何部位造成壓迫，也不會讓生命跡象（意識、血壓、脈搏、體溫等狀態）產生不好的變化。

換言之，就舒適的程度而言，仰睡和趴睡的程度是相同的。也就是說，好不好睡只是個人習慣的問題。

趴睡要比仰睡更容易腹式呼吸？

A

並不是哪種睡姿容易腹式呼吸的問題，而是仰睡和趴睡時，橫膈膜利於動作的部位各有不同。仰睡時，重量較重的肝臟會滑進腹腔後方，壓迫到靠近背部的橫膈膜；如果是趴睡，靠近背部的橫膈膜比較利於動作，但肚子那邊的橫膈膜就變得難以活動。

不過，上了年紀後，前肺的機能容易變差，一旦仰睡，呼吸會變得比較不順。因此，或許可以說，趴睡的確會讓呼吸更順暢。

最容易腹式呼吸的是半趴睡，這個姿勢可以讓腹部、背部的橫膈膜都輕鬆活動。

若想採行腹式呼吸，請試著半趴睡

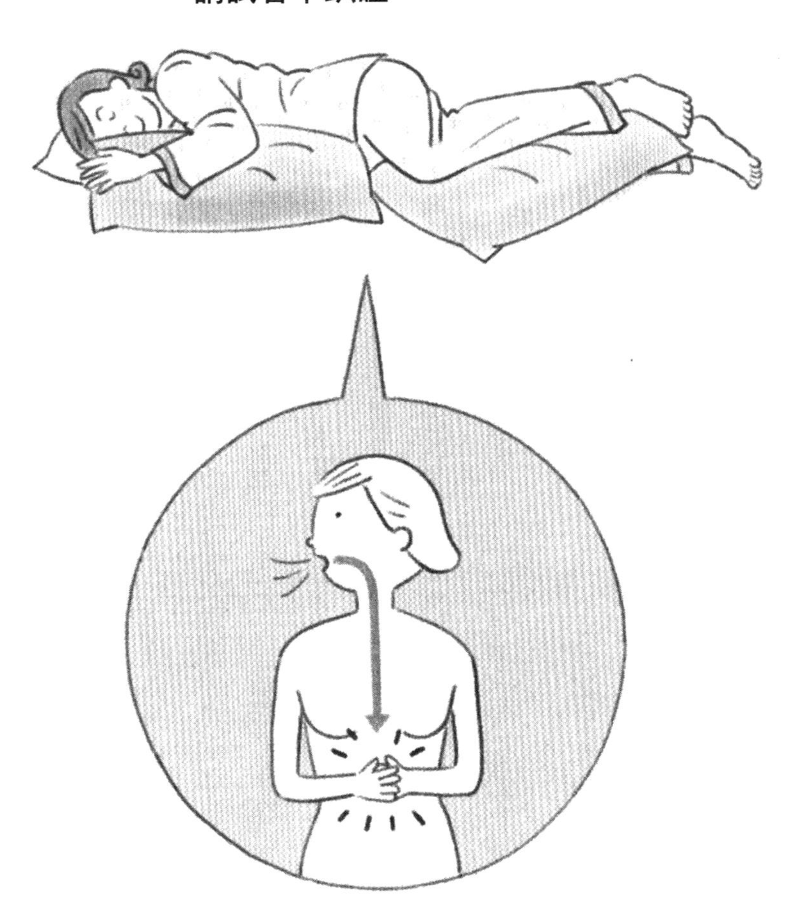

Q 趴睡能活化腦部細胞嗎？

A 仰睡會因舌根下沉導致呼吸不順，無法熟睡。一旦趴睡，此一缺點就能獲得改善，也就能一夜好眠。如果可以睡得好，白天睏倦或注意力不集中的情況，自然也會較少發生。由此，我們可以推論，趴睡後大腦會變得元氣十足。

不過，靠趴睡使腦部細胞活化的說法，至今仍在研究階段，在醫學上沒有任何實例，能夠證明趴睡能讓腦部細胞活化。

趴睡能治療磨牙嗎？

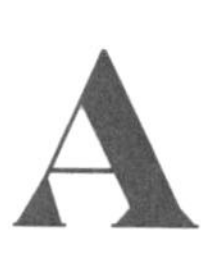

睡覺磨牙，一般認為是習慣和壓力造成的。事實上，壓力越大，磨牙的情況會越嚴重。睡覺的姿勢和磨牙沒有絕對的關係，趴睡並不能改善磨牙的情況。

磨牙不但會造成牙齒的磨損，從噪音的角度來看，也是個大問題。如果睡覺會磨牙，請找專業醫生協助。

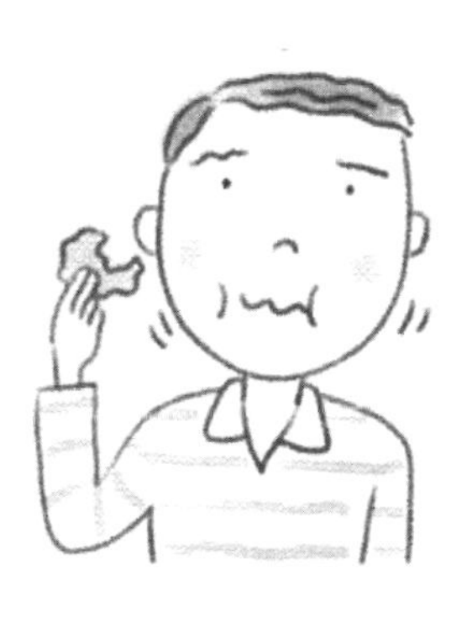

Q 聽說趴睡可以治療便秘……

A

有人自從改為趴睡後，排便就變順暢了。的確，由於隔著脊骨與食道連接的胃部入口，位在身體左側，而與腸道連接的胃部出口，則位在右側，胃的出口要比胃袋底部更上面。因此，比起仰睡，靠右的半趴睡，更容易讓食物自胃部流向腸道。不過，靠趴睡改善便秘、讓排便變順暢的原因到底為何，可以想到的理由有千百種，但這些都尚未獲得醫學的證實。

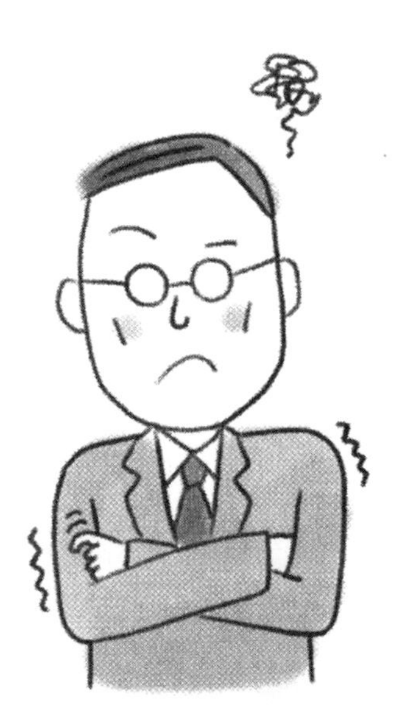

改趴睡後，肩頸會酸痛僵硬？

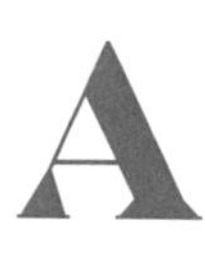

勉強趴睡會使肌肉緊張，而且手被夾在床墊和身體中間，也會對肩膀和手肘關節造成負擔；使用了高度不適當的枕頭，更會造成頸部和肩膀的疲勞。和仰睡一樣，用勉強的姿勢趴睡，是造成酸痛的主因。

為了不壓迫到手肘和肩膀，趴睡時請將兩手伸出來，配合身體狀態，微微調整手腳的擺放位置，以及頸部的彎曲方向。

最重要的，是善用靠墊和枕頭，找出自己覺得舒服的姿勢。

這就是趴睡能睡得舒服的訣竅。

這時該怎麼辦？Q&A〈方法篇〉

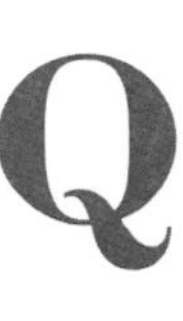

不論誰都適合趴睡嗎？

A

這一點我在前面提過，如果是無法自行轉動脖子或癱瘓患者，趴睡時一定要特別注意。

如果可以靠自己自由轉動脖子，那麼不管男女老少，都能趴睡。甚至可以說，趴睡是可以幫助熟睡、適合每個人的健康法。

尤其是睡覺打呼或罹患睡眠呼吸中止症的人，會因舌根下沉造成氣管狹窄阻塞，趴睡就更是健康又安全的睡眠方式。

此外，一旦過了五〇歲，氣管會變得狹窄，這時就容易因舌根下沉而無法呼吸，或是造成誤嗆、細菌囤積在肺部、睡眠中呼吸很淺等等……，仰睡會增加不少風險，建議可以嘗試趴睡。

Q 怎樣的枕頭比較好？

A 市面上販售的枕頭有千百種，我們無法斷定哪種枕頭「最適合趴睡」，因為每個人的體型、臉型及關節活動狀況都不一樣，對大家都適用的羽毛枕，可能對你就不一定適用。除了選擇市面上販售的枕頭，也可以將夏被折疊起來當枕頭用，或將座墊對折使用。只要下點工夫，就能找到讓自己睡得舒服，「專屬自己」的枕頭和道具。

明明睡前是趴睡，早上醒來卻變成了仰睡。

A 不論是趴睡或仰睡，在睡眠中姿勢都會變動。就算睡前是趴睡，也有可能在睡眠過程中翻身，變成仰睡。而且在習慣趴睡之前，可能有很長一段時間，都會在無意識下變換睡姿回到仰睡。不過，這也是莫可奈何的事。

睡眠最要緊的就是睡得舒服、睡得熟。過於在意要趴睡，反倒使身體緊張、無法成眠，這就本末倒置了。請在睡前及起床前試著趴睡即可，先以平常心跨出第一步，等到逐漸習慣後，趴睡的時間自然就會變長了。

Q 還是無法習慣趴睡。

A 有人要花三個月的時間才能習慣趴睡，我問過周遭的人，也有不少人在一開始趴睡時，會覺得不舒服。這是很正常的，因為對一直仰睡的人而言，趴睡是違反自然的姿勢，在養成習慣前會很難入睡。但趴睡可以排除舌根下沉、或誤嗆等仰睡會有的危險，還可以預防打鼾、睡眠呼吸中止症甚至是腦中風，也是幫助熟睡的簡易養生法。如果「因為不習慣，所以放棄」，那就實在太可惜了。

請善用枕頭等小道具，如果脖子不舒服，就找一個自己覺得舒服的姿勢，像是把臉側向一邊之類的，讓自己慢慢習慣吧！不能接受趴睡的人，建議先從和趴睡相近的半趴睡開始。

即使趴睡也應該翻身嗎？

A 如果一直維持相同的姿勢，會造成受壓迫部位的血流循環不良，不論仰睡或趴睡皆同。因此，即使趴睡也應該要適時翻身。如果是喝太多酒失去意識就另當別論，不然一般而言，睡姿是不太可能維持超過兩個小時的，因為人體會自然地適時變換姿勢，所以這一點不用擔心。

大家沒有必要特別擔心翻身這件事。

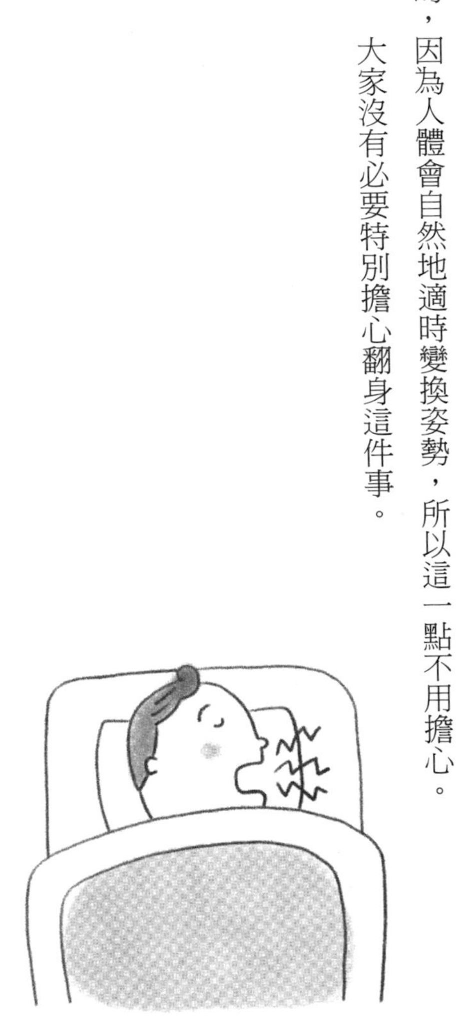

午睡時，趴睡也有效果嗎？

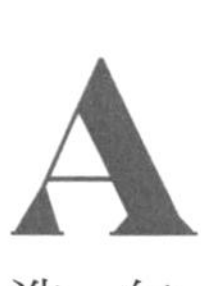

午睡和夜間的睡眠效果是一樣的。有人即便是午睡，也會舌根下沉、造成誤嗆，所以就算只有十五分鐘的午睡，也請試著趴睡看看。

縱使只是在辦公桌前瞇一下，趴在桌上午睡，會比靠在椅背上仰睡更容易入睡。

讓我們藉由趴睡，讓大腦和心靈重新振作起來吧！

生病的人也可以趴睡嗎？ Q&A〈生病篇〉

Q 我有風濕，可以趴睡嗎？

A 可以。不過一旦動作太大，患部可能會疼痛，所以不要勉強，在許可的範圍內嘗試看看。疼痛的關節部份，就用枕頭等小道具墊在下方，調整一下手腕和腳的擺放位置。請找出可以減少疼痛、幫助睡眠的姿勢。

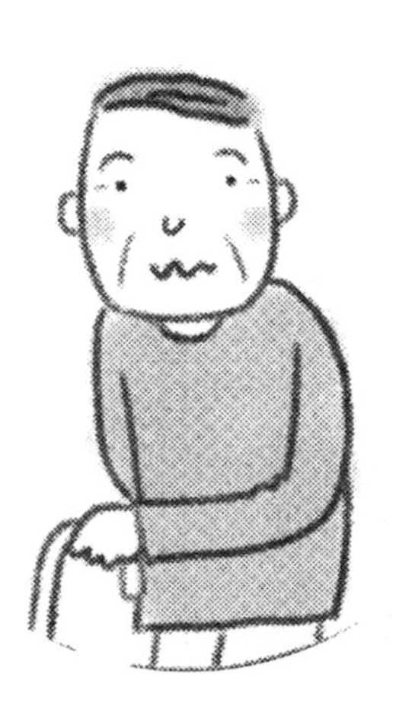

我有糖尿病，可以趴睡嗎？

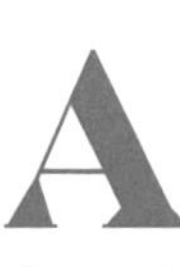

可以。實際上，我更建議糖尿病患者應該趴睡。一旦得了糖尿病，白血球的數量會減少，功能也會下降，難以抵抗細菌侵入，使體內細菌變多。如果仰睡，就容易有誤嗆的風險，如果因為誤嗆引發肺炎，病情不但會惡化，還不容易痊癒。

由於自然痊癒能力不佳，肺部積存了細菌，身體變弱，其它疾病就容易找上門。因此，糖尿病患者請改為不易引發誤嗆的趴睡吧！

我的胃不好，可以趴睡嗎？

A

胃酸過低的人，胃液容易滋生細菌，胃液的量也會變多。此外，為了緩和胃潰瘍造成的胃痛，有些人會持續服用抑制胃酸的制酸劑，或緩和胃痙攣的蠕動抑制劑。胃液過多，就容易在睡眠中造成胃食道逆流，而含有細菌的胃液，更是吸入性肺炎的元兇。如果有以上的情況，最好可以趴睡。

此外，在暴飲暴食之後，胃也會因為吃下大量食物而酸度變弱，讓細菌孳生。這時如果仰睡，就可能會發生含菌量變多的胃液，誤嗆入氣管的情況，因此最好也可以趴睡。

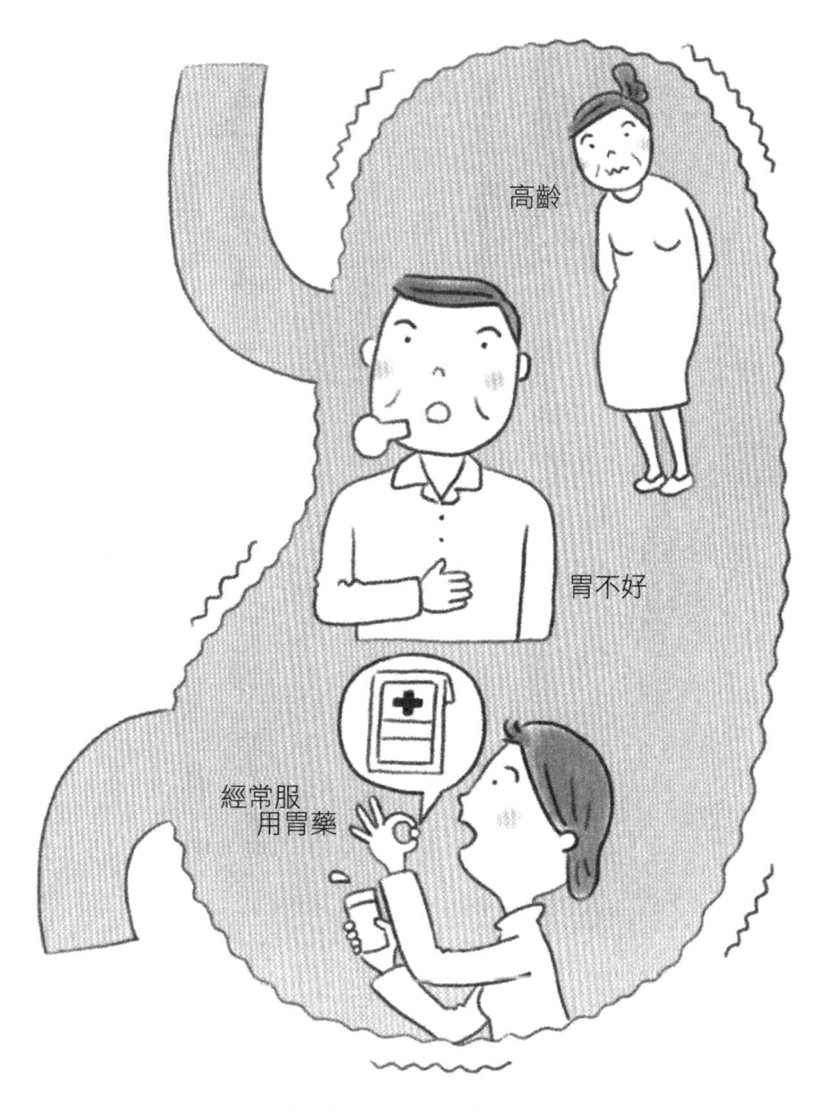

腸胃有毛病的人，最好能改為趴睡！

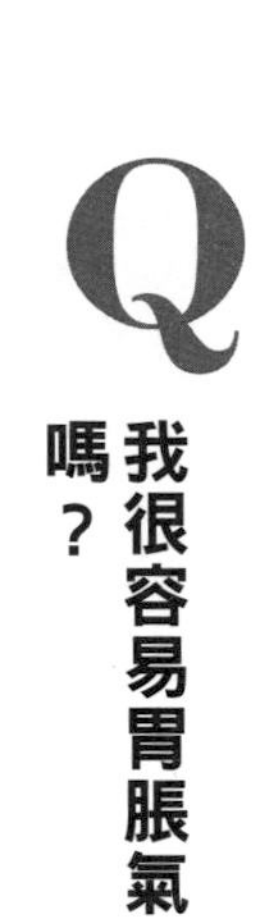

我很容易胃脹氣，胃裡的東西經常會逆流，沒有治療的辦法嗎？

與食道相連的胃部入口位在身體左側，連接腸道的胃部出口則位在右側。胃部的出口，位置要比胃袋最底部高一些，如果仰睡或向左側躺，胃裡的東西容易積在胃底，沿著食道逆流，從嘴巴溢出。胃液逆流會很不舒服，而且一旦誤嗆就麻煩了。

如果有胃脹氣的情況，請盡量採取讓胃的出口在下，也就是身體右側在下的半趴睡。如此一來，胃中的食物就可以順利流入腸道，脹氣也可以獲得改善。

如果症狀還是持續，就要尋求專業醫生的協助了。

睡眠中咳個不停，早上醒來時會喉嚨刺痛。

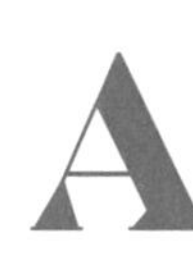

這是強酸的胃液，逆流至口中引起的症狀，加上造成誤嗆才咳個不停。如果是唾液造成的誤嗆，不會產生這樣的刺激，也不太需要擔心。但強酸的胃液一旦進入氣管或肺部，會造成強烈的刺激，甚至可能引發「急性呼吸衰竭」等嚴重的肺部疾病。

如果你有這個症狀，或者容易打嗝、一刷牙就想吐，就表示你的腸胃正持續地變衰弱。

請向專業醫生諮詢。

我有氣喘的毛病，趴睡可以讓呼吸順暢嗎？

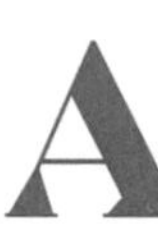

當氣喘發作呼吸困難時，請採取可以讓呼吸順暢的姿勢。如果是躺在床上，我比較建議採取趴睡，不要仰睡。逆流至口中的胃液，具有強烈的刺激性，容易引發氣喘。如果採取不容易誤嗆的趴睡，就可以避免氣喘發作。

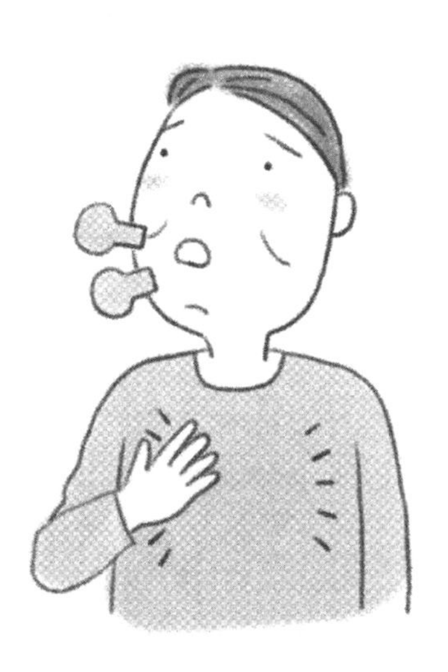

趴睡可以治療肩膀酸痛或頭痛嗎？

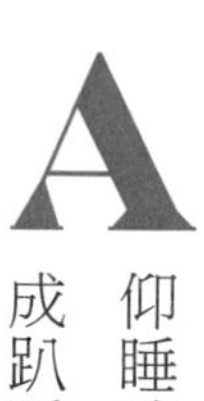

仰睡時，常常因為使用了不合適的枕頭而肩頸酸痛，這一點，只要改成趴睡就可以獲得改善。肩膀酸痛如果改善了，頭痛的問題應該也會跟著消失。

不過，這並不是趴睡治療了酸痛，而是仰睡的睡姿出了問題。即使是趴睡，如果姿勢不良，也會造成身體不適，過度伸展肩膀的趴睡，反而會對肩頸造成沈重的負擔。

趴睡可以克服仰睡所造成的風險和問題，是對身體很好的睡眠姿勢。不過，它並不是可以治百病或產生奇蹟的神奇睡姿，這一點希望大家能理解。

讓趴睡成為居家看護的一環！Q&A〈看護篇〉

Q

我負責在家看護臥病在床的老人，他們也可以「趴睡」嗎？

A

一般人往往覺得仰睡才能好好休養，但如果一直維持相同的姿勢，手腳的關節會萎縮，也容易形成褥瘡。一旦身體不動，食欲就會下降；不吃東西，腸胃也會變得難以運作，於是便秘的情況更加惡化。因為沒有食慾、日漸消瘦，心臟和身體的肌肉也會越來越衰弱，對於血壓的調節、代謝等，都會造成不良的影響。

所以，並不是一味趴睡就好，如果一直維持趴睡的姿勢，同樣的問題也會發生。

不管是趴睡或仰睡都無妨，重點在變換姿勢。再者，趴睡可以減少誤嗆的風險，痰容易排出，病菌不易在體內堆積。而且，趴睡也有助於病人自行轉動頸部，動動身體可以讓肌肉施力，也可以刺激腦部。事實上，從醫院臨床報告中，我們知道每天讓病人趴睡幾十分鐘至一個小時，一天來回兩到三次，就可以治療褥瘡、改善便秘、讓病人更有精神，好處多多。

趴睡對臥病在床的人也有效果，建議可向主治醫師或訪視的醫護人員諮詢。

臥病在床的人，夜間趴睡沒問題嗎？

A

這要視看護的環境和狀態而定。

趴睡可以解決仰睡的潛在風險，但一不小心，也有可能發生臉埋在寢具裡的狀況。可以自行翻身或轉動脖子的人，能夠自己將臉轉開，所以就算趴著睡也不會有問題；但如果是無法自行轉動脖子的人，就會有窒息的危險。為了防止這種情況發生，在變換姿勢前後，一定要有人在一旁看護。如果有人在旁邊守著，就可以安心地將趴睡當成是變換姿勢的另一個選項。

以上的建議，請諮詢專業的醫護人員。

讓臥病在床的人趴睡，血液循環狀況可以獲得改善嗎？

A

仰睡時，靠近背部的內臟，會因重量壓迫到脊骨前方的大靜脈，阻礙靜脈回流至心臟的血液，造成血液回流不良。一旦趴睡，內臟會往前靠近腹部，不會壓迫到血管，血流自然能夠順暢。

其實，臥病在床的人經常會發生肛門入口（直腸）出現潰瘍，糞便中帶血的案例，不過經臨床實驗證明，改為側睡或趴睡就可以治癒。病人因為仰睡導致血液循環不佳、產生潰瘍，一旦改為側睡或趴睡後，血液循環獲得改善，潰瘍也就不藥而癒。

因此，所謂「老年人要側睡」的說法，就是源自於此。不僅是臥病在床的人，血行不佳的老年人，也可以試試改善血液循環的側睡或趴睡。

聽說趴睡可以治療失智，這是真的嗎？

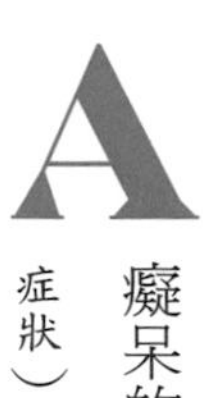

癡呆的人，在剛入睡階段或半夜裡容易產生譫妄（錯覺或幻覺等輕度失智的症狀）。一旦藉由趴睡進入了深度睡眠，就可以改善剛入睡時的迷糊狀態。而且，和仰睡相比，趴睡比較容易靠自己的力量撐起脖子和上半身，要撐起脖子，肌肉就必須出力。研究證實，活動身體可以刺激病人的腦部細胞。

因此，趴睡可能可以改善譫妄的情況，或許也能讓失智症狀不繼續惡化。

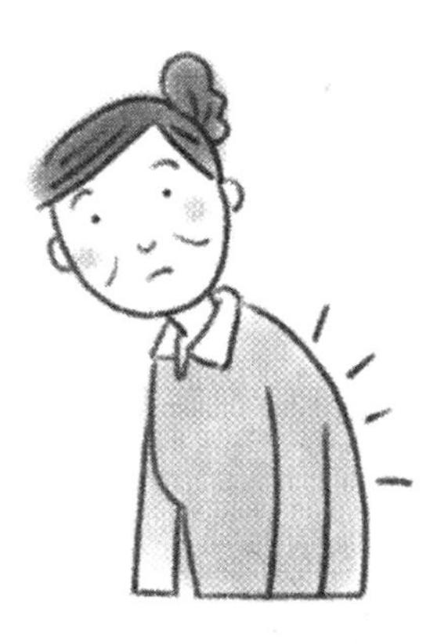

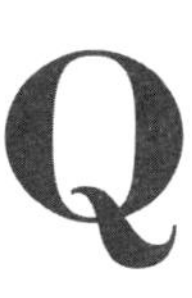

該如何讓臥病在床的人趴睡？

A

首先撐著身體，將病人的姿勢由仰睡調整為側睡。將病人身體下方的手臂，盡可能向上高舉（像萬歲的姿勢），保持這個姿勢，將病人骨盤朝下轉動身體，呈趴睡姿勢。

不過，在幫無意識的病人變換姿勢時，由於病人自己無法出力，只靠看護一個人是很危險的。請選擇醫護人員在場時，一同幫忙翻身，並一起觀察病人後續的狀況。

不論如何，還是要事先徵詢醫師的意見才是。

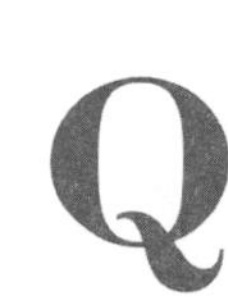

讓病人趴睡時，需要注意哪些事情？

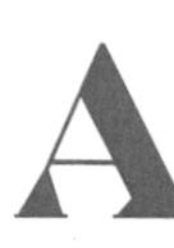

臥病在床的人，很多都有骨質疏鬆的毛病，容易造成骨折。事實上，也曾有過平常不太使用肌肉的人，因勉強活動而造成鎖骨骨折的案例。所以，活動時要慎防骨折，不要過度勉強。

頸部、頭部無法自行抬高的人，會有窒息的危險，這種情況下，請盡量避免使用會讓臉部整個陷入的柔軟寢具，或是會讓頭部吸附在表面的塑膠記憶枕。為了防止病人因臉部無法自行轉向而窒息，請一定要注意在病人臉部下方，擺置一個狀似甜甜圈的墊子，保留空間，同時一定要有人在一旁看護。

另外，若病人某部位麻痺，絕對不可讓麻痺的部位在下。讓病人趴睡時，要同時觀察被壓在下方的肩膀或胸部，是否麻痺疼痛，身體是否變得僵硬，以及皮膚的顏色是否有所改變。

我在前面也曾提過，如果同個部位一直受壓迫，將會阻礙該部位的血液循環，不論是仰睡或趴睡皆同。所以，一定要定時變換姿勢。

有關讓病人趴睡的方法和注意事項，也請向醫護人員請教。

後記◎

「趴睡」的驚人效果

川島綠

失智病患的驚人改變……

我是從一九九〇年代初期才開始改為趴睡，不過回想起來，在那之前，我其實已經接觸過俗稱趴睡的「伏臥療法」了。

一九七〇年代初期，正是我在綜合醫院擔任教育護理長的時候，當時有位姓重野的七十八歲女性住進了醫院。

她患了嚴重的老年癡呆症，只能一直躺在床上。因為無法自行進食，只好插管餵食，從鼻腔或胃部插入人工餵食管至十二指腸或小腸，在消化道內注入必要的流質營養品。

這樣的重野婆婆，在某一天竟自己拔掉了鼻餵管，將管子放進沒有牙齒的嘴巴裡，用牙齦喀滋喀滋地咬。

護士們看了心想：「她這麼做難道是想吃些什麼嗎？」於是，護士試著將她喜歡的食物放在她的舌頭上，重野婆婆好像嚐到什麼人間美味似地舔了舔，一口嚥下。因為這件事，護士們決定停止插管餵食，改採口部餵食的方式。同時，也開始治療她腰背部的褥瘡。護士們試著將她的睡姿從仰睡變換成趴睡，讓背部通風。

為了使胸部不受到壓迫，護士放了一個薄薄的枕頭墊在她胸部下面，但重野婆婆一開始還是討厭趴睡。但為了治好褥瘡，護士們還是一直讓她趴睡。結果，重野婆婆開始有了變化。

首先是聽到有人叫喚「重野婆婆」時，她會抬起脖子向門那頭看。接著，可以使用上半身和手臂匍匐移動。隨著身體的變化，她的智力也有了顯著改善。她開始可以和人溝通，想上廁所時也會告訴他人。甚至後來，她也能夠視對象使用不同的說話方式。例如，一週才來訪視一趟的我，被她當成客人，因此她和我說話會使用敬語，而對於每天負責看護她的護士，她則會用較親密的說話方式。

到後來，原本患有失智症，一直臥病在床的重野婆婆，最後坐在輪椅上，一邊向護士們揮手，一邊笑著健康出院了。

當然，並不是單靠趴睡就能讓人恢復健康。我想，重野婆婆能夠復原的最大因素，是因為她可以由口部進食。一旦吃得下食物，腸胃就會開始蠕動，當腸胃的運作活躍了，讓身心放鬆的副交感神經就活化了起來。如此一來，自我復原能力也就提高了。再搭配趴睡治好了褥瘡，身體自然就有元氣。

再者，趴睡也對病情助益良多。與仰睡相比，趴睡更容易靠自己的力量起身。重野婆婆用手撐著床墊，利用這個反作用力抬起上半身，當她可以自己起身後，肌肉自然也會變得有力。

身體的活動可以刺激腦部運作，重野婆婆改為趴睡後，同時對腦部細胞的活化帶來了正面的影響。

重野婆婆並不是特例。自九〇年代起，日本全國各地開始推行伏臥療法，它改善了關節僵硬、治好褥瘡、讓病人排便順暢，在智力方面也看到了顯著的進步。從醫院的臨床報告中，我們得知，伏臥療法對很多方面都具有療效。

用辛氏臥式幫助熟睡，還可以讓排便順暢

當然，趴睡不單適用於臥病在床的人，我也推薦一般大眾多採用趴睡。

隨著對伏臥療法的深入研究，開始趴睡的醫師和護士也越來越多，我就是其中一位。

我是幾年前才開始改成趴睡的，當初是抱著「姑且一試」的輕鬆心情，後來竟發現這才是最舒服的睡姿。雖然在那之前我一直都是仰睡，但在改變睡姿的過程中，我幸運地沒遇到什麼困難，很順利地就調整成趴睡。

趴睡時，我會將臉稍稍側向一旁，一隻腳膝蓋微微彎曲，手放在自然的位置，採用近似大休息的「辛氏臥式」。而且，我趴睡時會抱著一端硬、一端軟的長抱枕，較軟的一端枕在頭頸下方，胸部和腹部就貼著長枕中間抱著，比較硬的一邊挾在兩腳中

間。雖然看起來不太雅觀，但感覺非常舒服。

我如果入睡時是趴睡，隔天早上醒來就還是維持原來姿勢。也許是因為睡得太舒服，因此不需要翻身吧？我心裡是這麼認為的。

睡得舒服就不用說了，最讓我訝異的是熟睡的程度。趴睡之後，我真的是一夜好眠，即使半夜起來上廁所，一躺回床上後還是馬上呼呼大睡。以前，我也曾有「半夜起來上廁所後就睡不著」的情況，自從改為趴睡後，便再也沒發生過。正因為睡得很好，因此每天醒來都通體舒暢。

此外，我的排便也變順暢了。或許是腹部呼吸刺激了腸道蠕動吧？我明顯感覺自己的排便順暢了許多。

再者，因為趴睡可以幫助排出鼻涕和痰，所以感冒時我一定趴睡。

從仰睡到趴睡，只是這麼一個小小的動作，就讓身體產生了變化，同時提升睡眠的品質。

讀者諸君不妨也試著趴睡看看吧？

國家圖書館出版品預行編目資料

創造百歲奇蹟的趴睡健康法／日野原重明 監修；婁美蓮 譯
--第一版. -- 臺北市 ： 文經社, 2009.09
面 ； 公分. --（文經家庭文庫；179）
譯自 ：うつぶせ寝健康法
ISBN 978-957-663-577-9（平裝）
1. 睡眠 2. 知識 3. 睡眠生理
411.77　　98014000

文經社

文經家庭文庫 179
創造百歲奇蹟的趴睡健康法

監　　修 — 日野原重明
著 作 人 — 川島綠・丸川征四郎
原著書名 — うつぶせ寝健康法
原出版社 — KKベストセラーズ
發 行 人 — 趙元美
社　　長 — 吳榮斌
編　　輯 — 楊詠婷
翻　　譯 — 婁美蓮
美術設計 — 王小明
出 版 者 — 文經出版社有限公司
登 記 證 — 新聞局局版台業字第2424號
＜總社・編輯部＞：
地　　址 — 104 台北市建國北路二段66號11樓之一（文經大樓）
電　　話 — （02）2517-6688
傳　　真 — （02）2515-3368
E-mail — cosmax.pub@msa.hinet.net
＜業務部＞：
地　　址 — 241 台北縣三重市光復路一段61巷27號11樓A（鴻運大樓）
電　　話 — （02）2278-3158・2278-2563
傳　　真 — （02）2278-3168
E-mail — cosmax27@ms76.hinet.net
郵撥帳號 — 05088806文經出版社有限公司
新加坡總代理 — Novum Organum Publishing House Pte Ltd.　TEL:65-6462-6141
馬來西亞總代理 — Novum Organum Publishing House (M) Sdn. Bhd.　TEL:603-9179-6333
印 刷 所 — 松霖彩色印刷事業有限公司
法律顧問 — 鄭玉燦律師 (02)2915-5229
發 行 日 — 2009年 9 月 第一版 第 1 刷

定價／新台幣 200 元　　Printed in Taiwan